# ぼくはセラピードッグ

## 笑顔の輪をひろげる犬たち

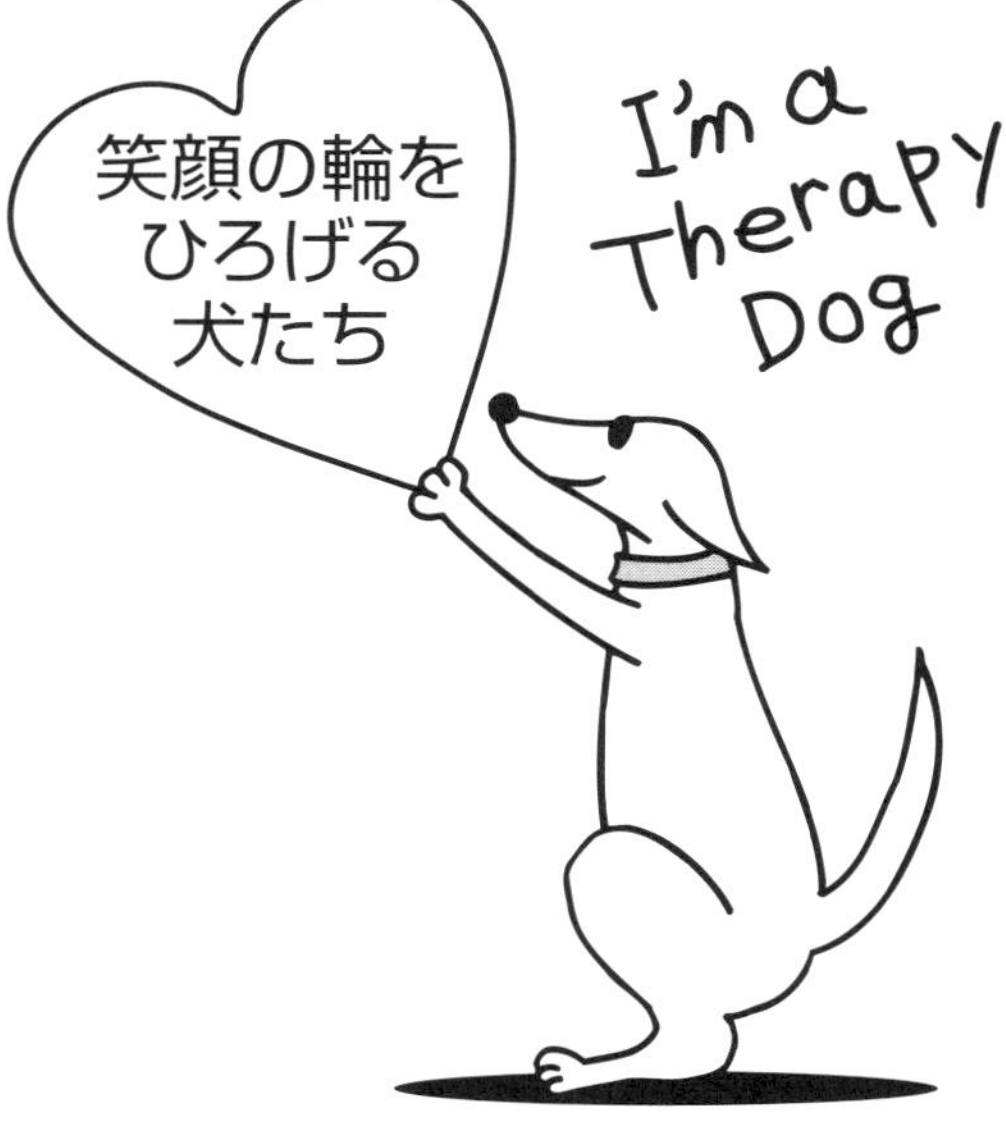

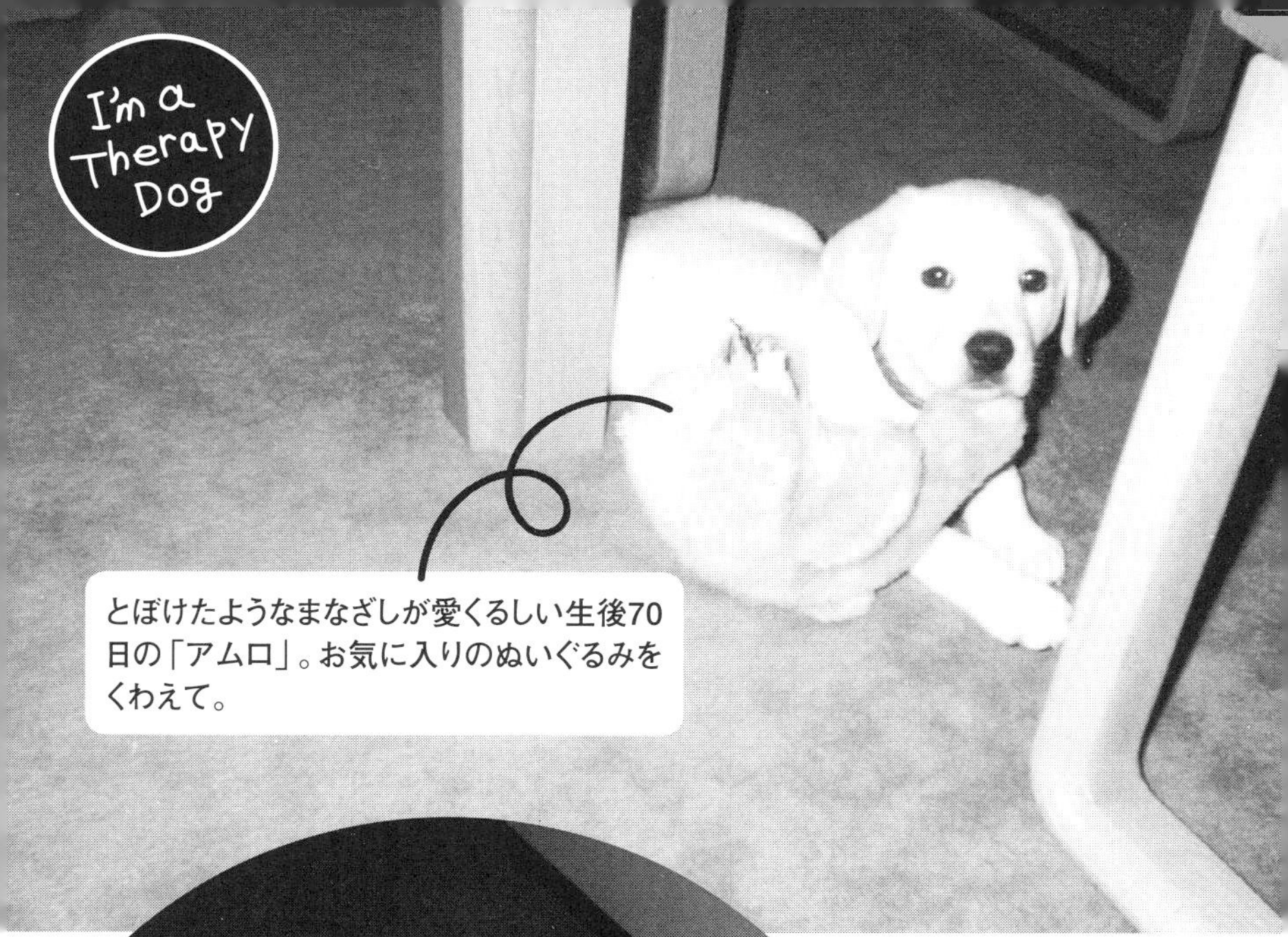


とぼけたようなまなざしが愛くるしい生後70日の「アムロ」。お気に入りのぬいぐるみをくわえて。

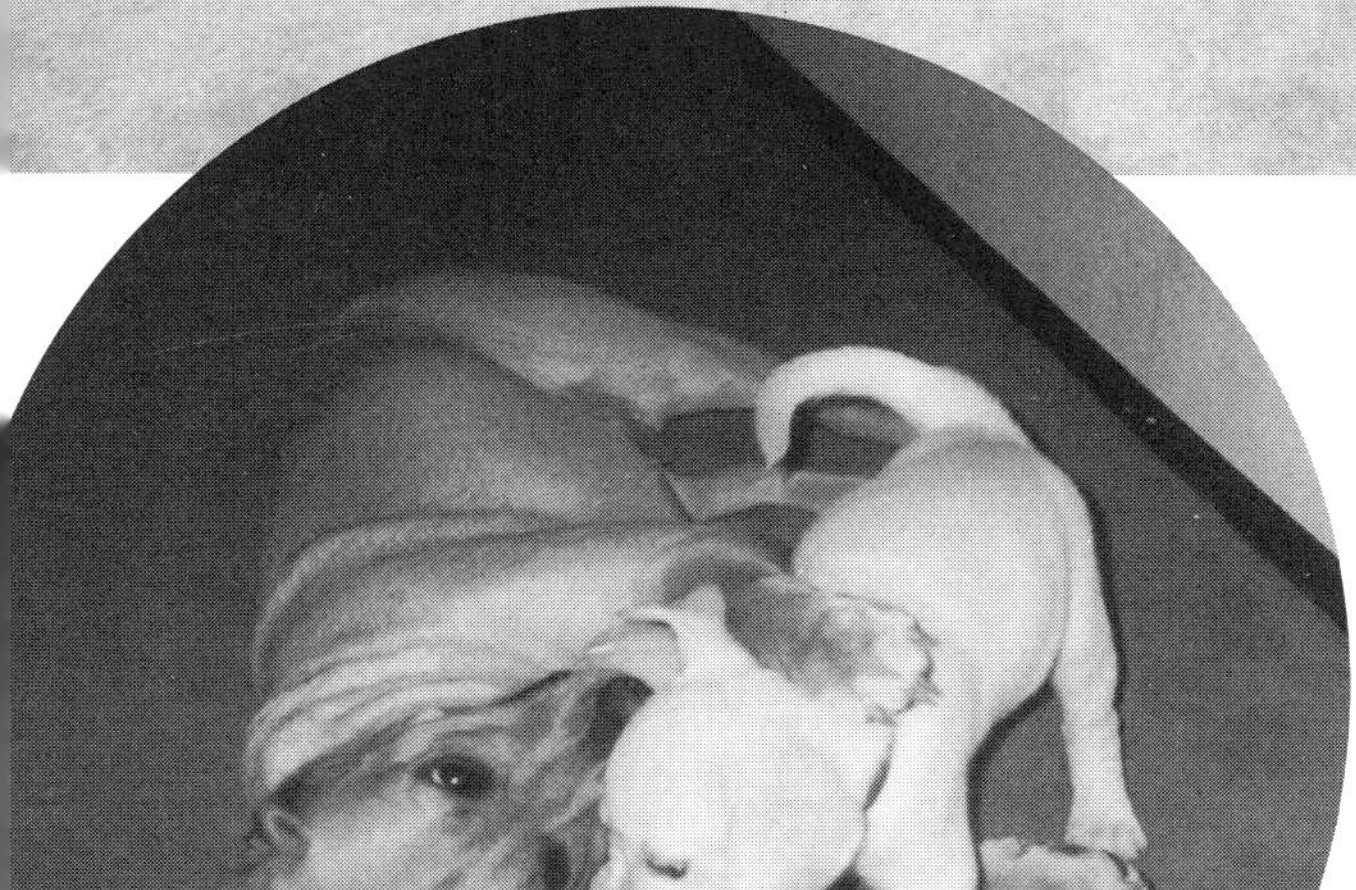

おもちゃを取り合いながらじゃれるアムロとリンリン（自宅にて）

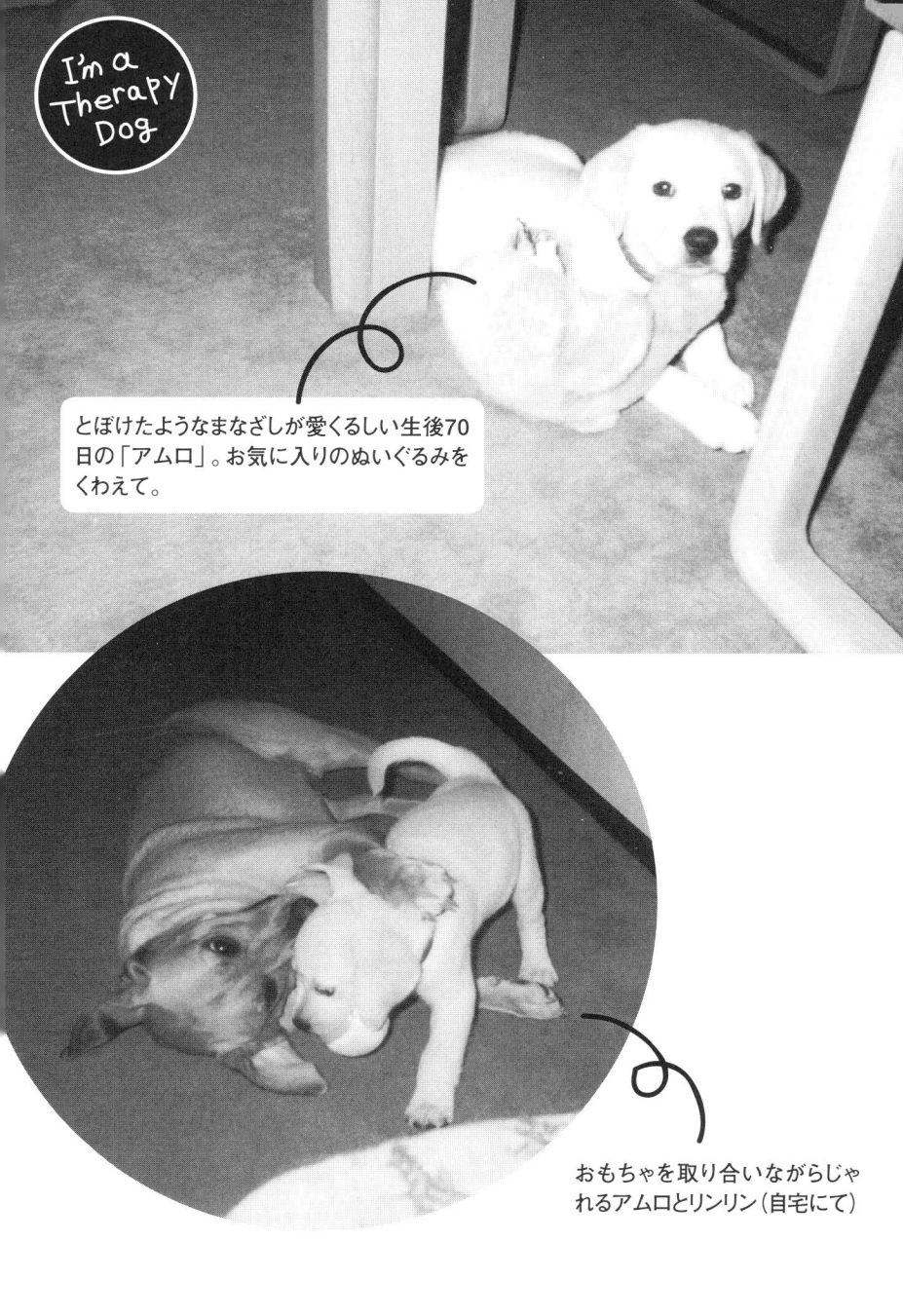

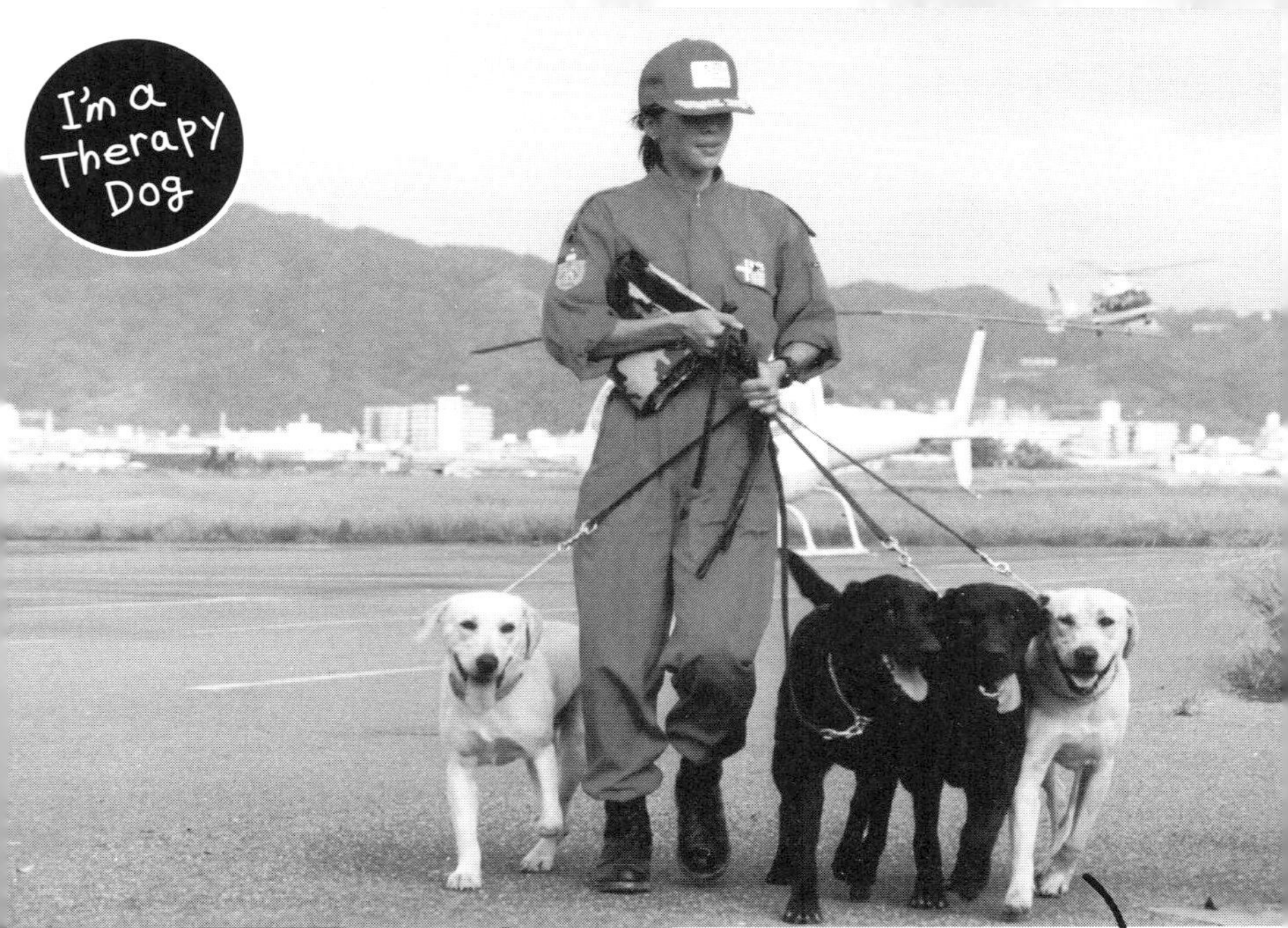


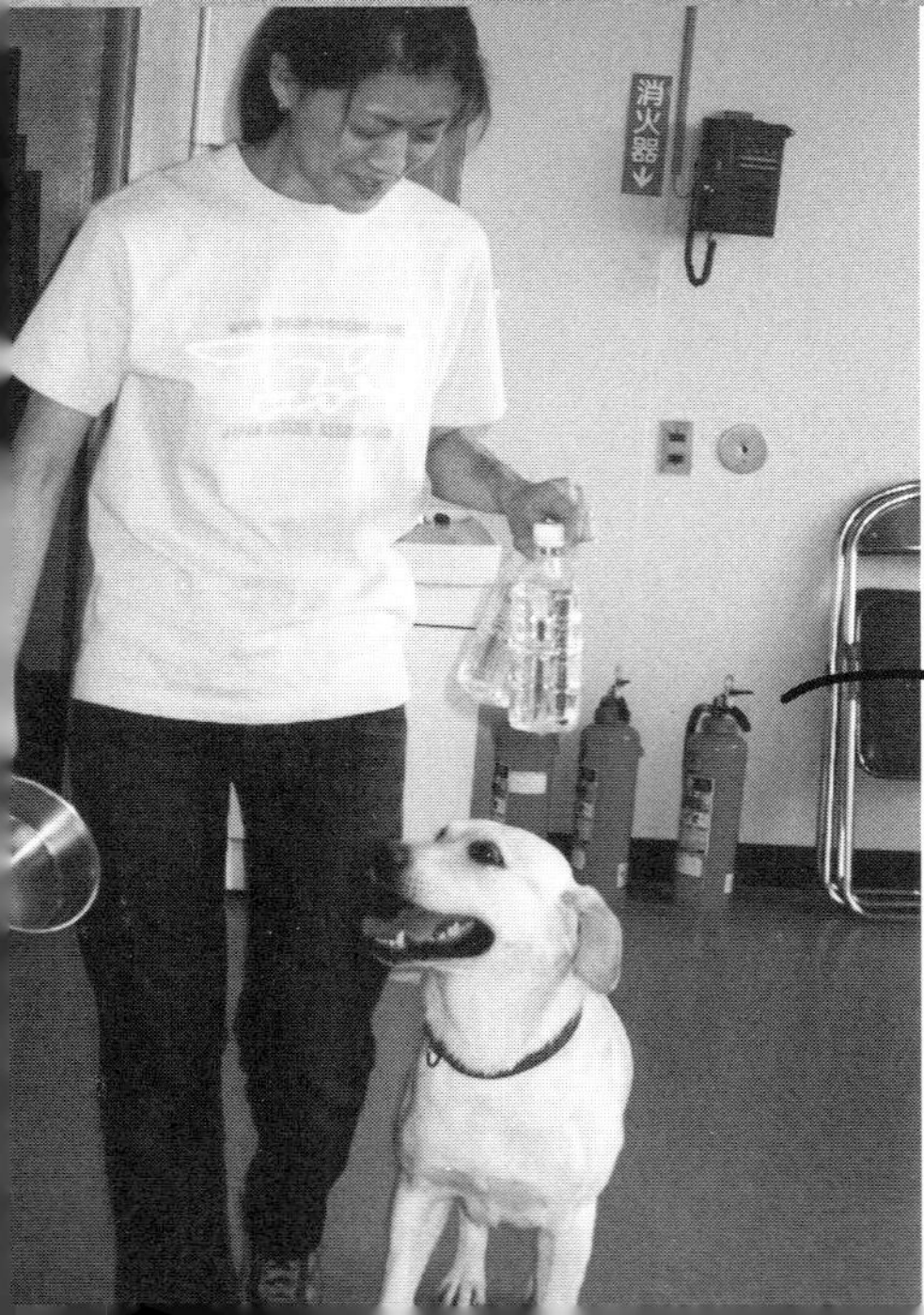


平成8年9月、八尾空港にて。この日アムロ（一番左）と「わかば園」の女の子との印象的な出会いがあった。

ドッグセラピーの合間に私に水をねだるアムロ。目がお皿に釘付け…。

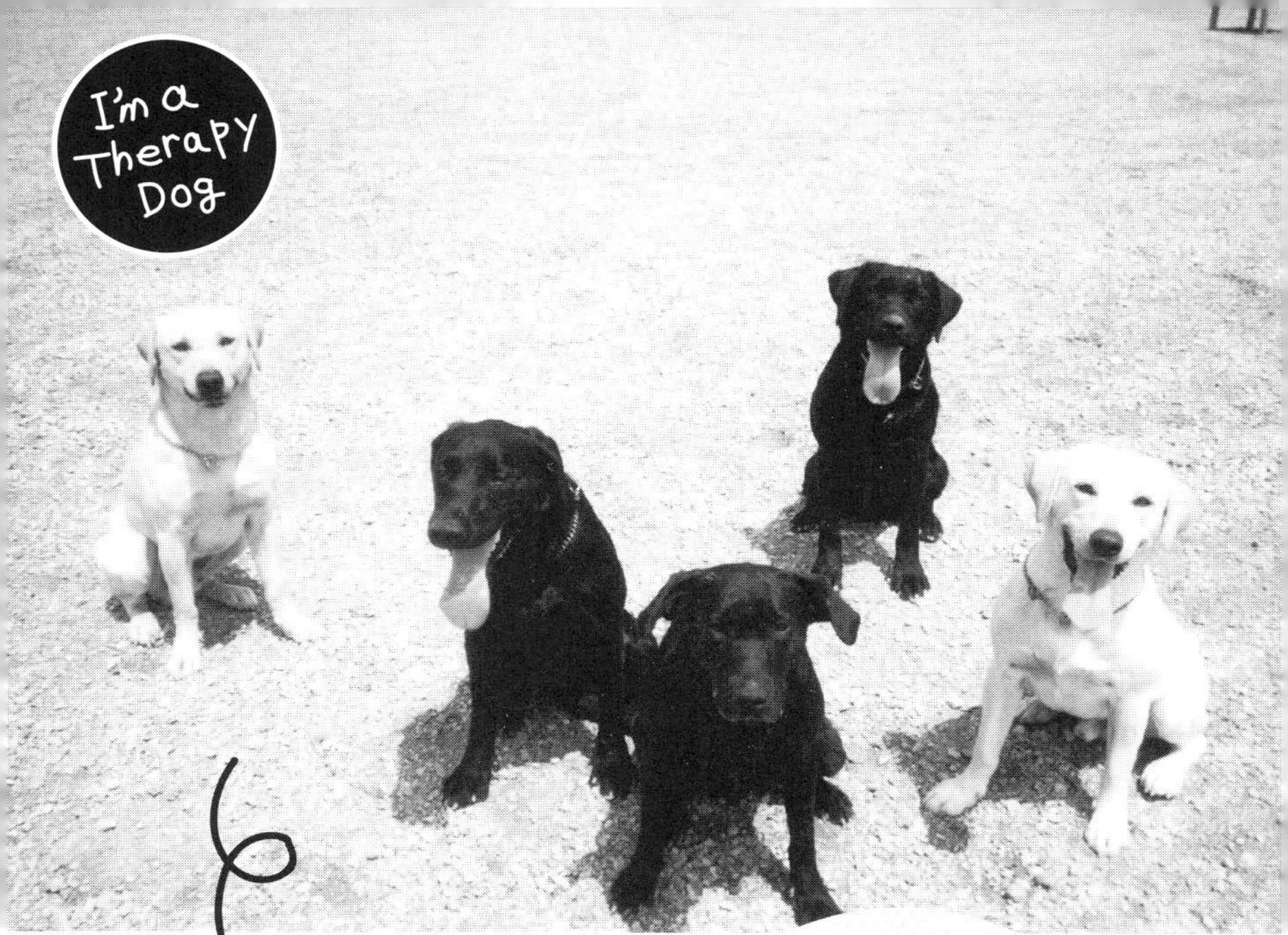


訓練中に集合。左からRJ、トミー、マックス、ドイル（奥）、アムロ。アムロだけがセラピードッグで、他はレスキュードッグ。

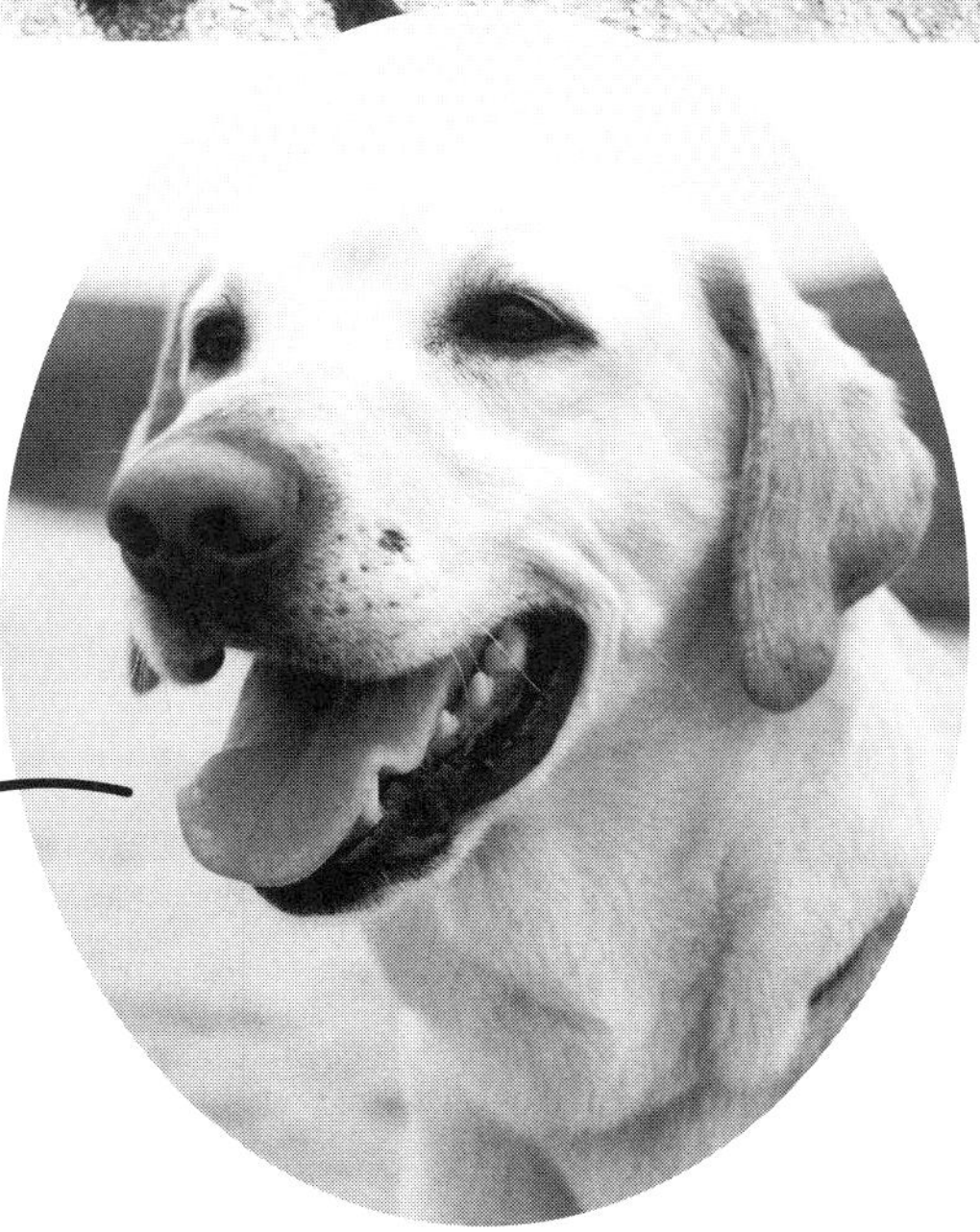

やんちゃな「ホープ」のチャームポイントは、鼻の横にあるホクロ。

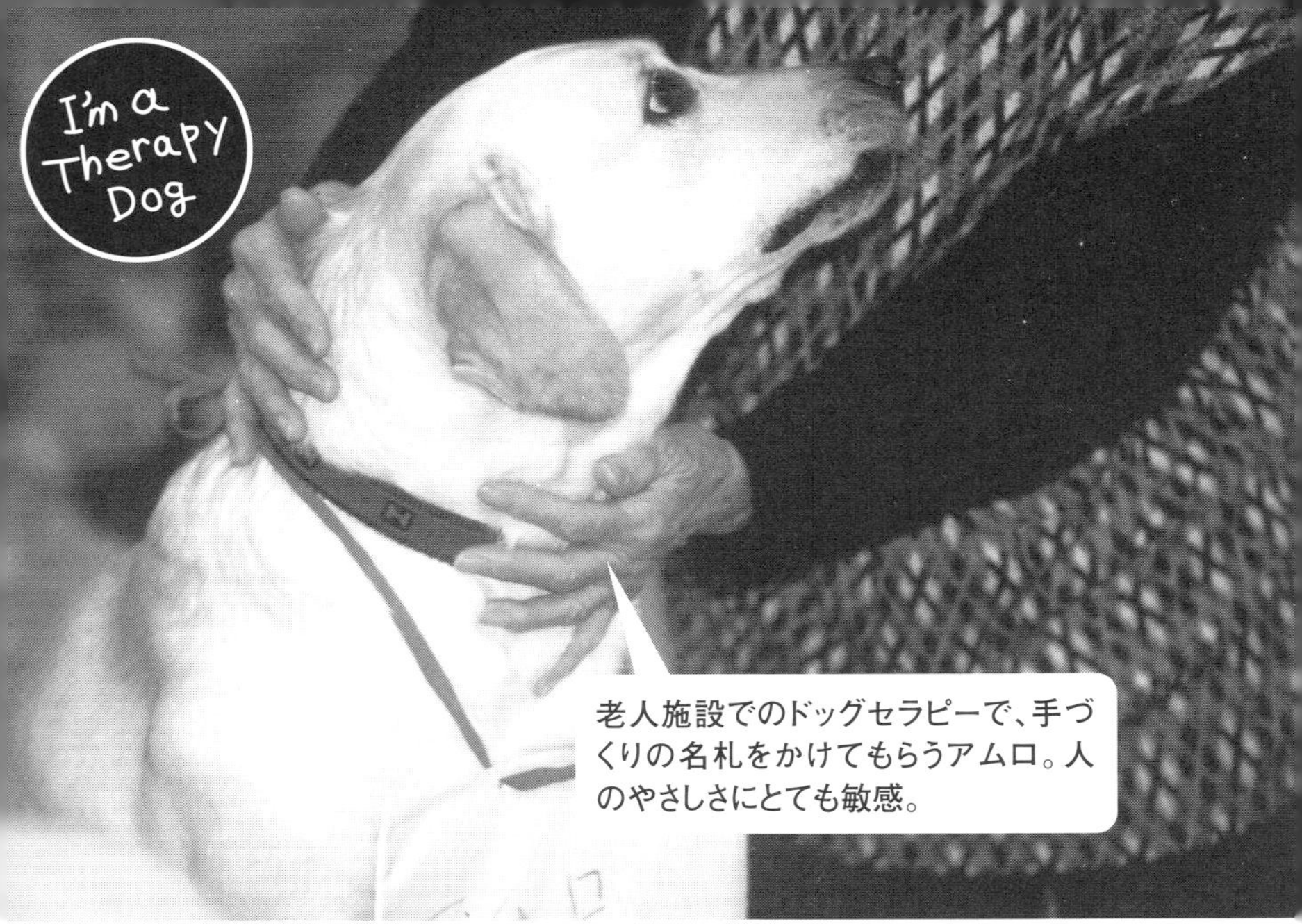


老人施設でのドッグセラピーで、手づくりの名札をかけてもらうアムロ。人のやさしさにとても敏感。

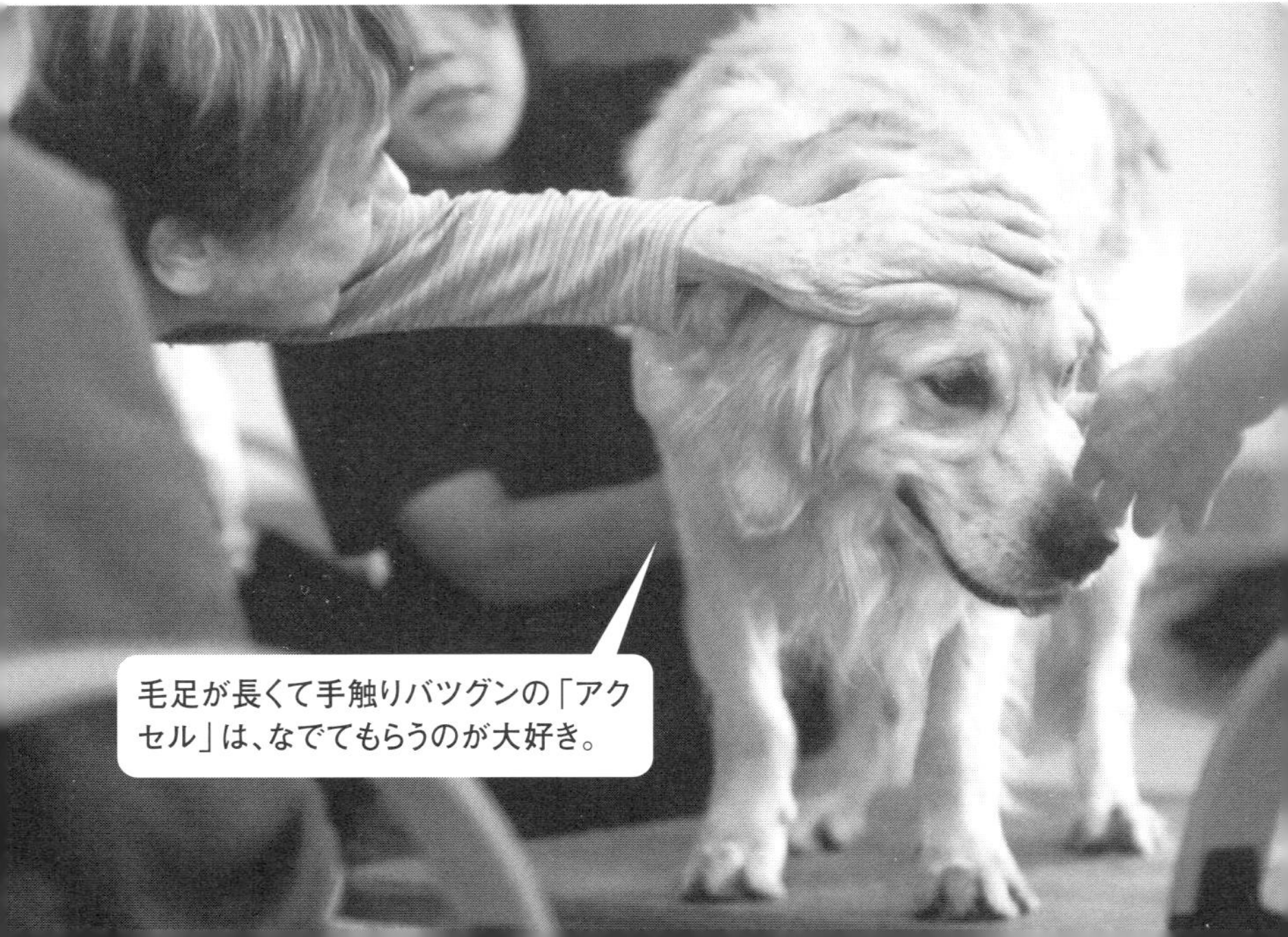

毛足が長くて手触りバツグンの「アクセル」は、なでてもらうのが大好き。

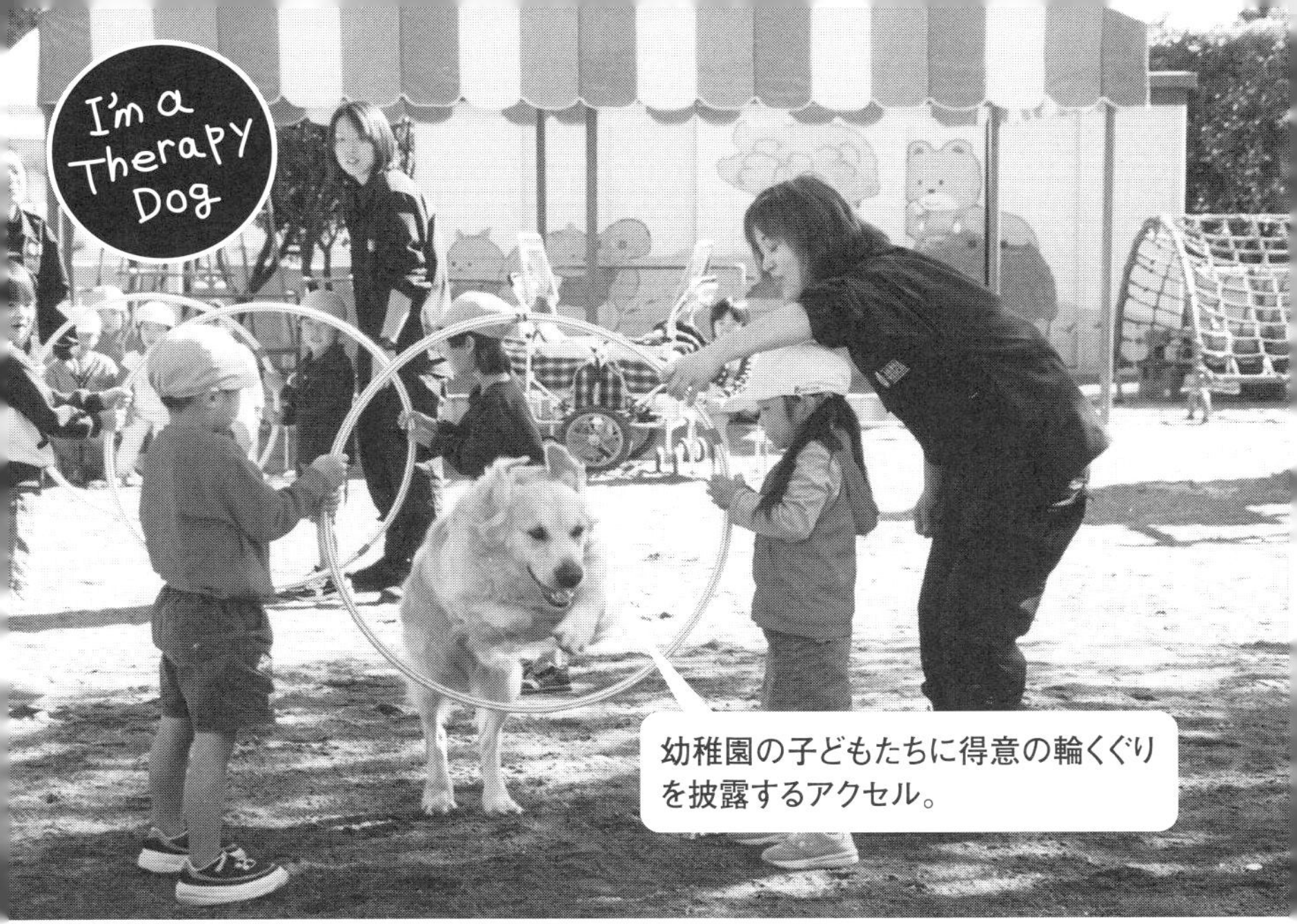


幼稚園の子どもたちに得意の輪くぐりを披露するアクセル。

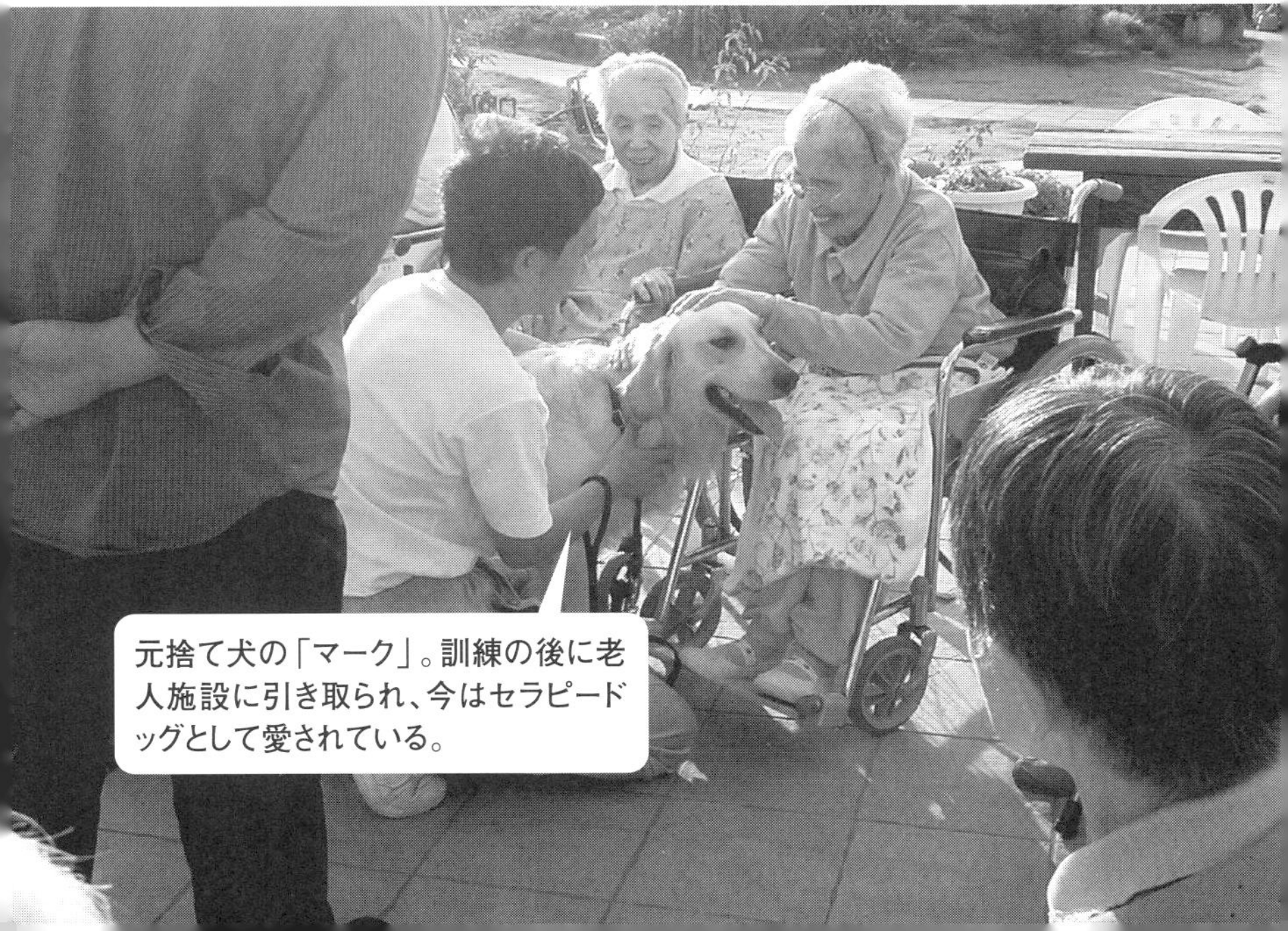

元捨て犬の「マーク」。訓練の後に老人施設に引き取られ、今はセラピードッグとして愛されている。

I'm a Therapy Dog

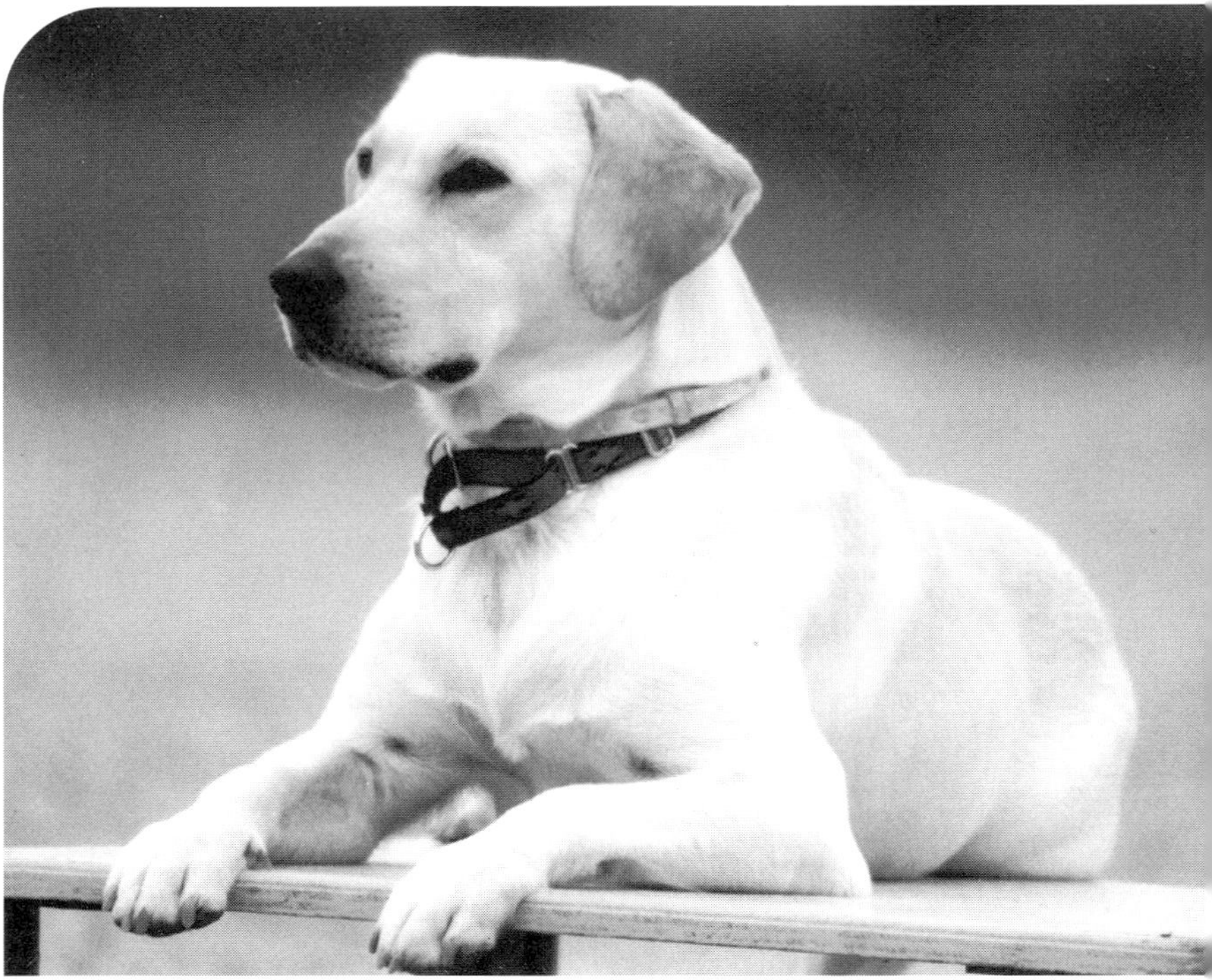

まなざしもキリリと引き締まり、頼れるセラピードッグへと成長したアムロ。

# はじめに

「ドッグセラピー」ということばを、聞いたことがありますか?

動物との触れあいを通じて、人の心や体を健康にしてゆくアニマルセラピーのひとつで、特別な訓練をうけた「セラピードッグ」が今、たくさんの人たちに笑顔と元気を届けています。


もともとは専業主婦だった私が、ほとんど独学でセラピードッグの育成に取り組みはじめたのは今から八年前のこと。阪神淡路大震災でそれまでの価値観がひっくり返り、あらためて「自分の生きている意味」について問い直したことがきっかけでした。

「今からでも、私がなにか人のためにできることはないだろうか?」

「自分が生きがいを感じられることって　なんだろう?」

それからは、どんな小さな「きっかけ」や「出会い」も大切にして、そのなかから自分の心のアンテナにふれるものを探していく毎日。常に「一日一日を、丁寧に生きていく」ことを心掛けるようになりました。そのうちに、さまざまな出来事が必然的に重なって、目の前に「ドッグセラピー」という仕事への道が開けたのです。飼い犬だったラブラドールたちを訓練することから始まり、今では「ドッグセラピスト」（セラピードッグを指導・サポートするスタッフ）育成のためのスクールを開校するまでに至りました。山あり谷ありの道のりでしたが、自分が心から打ち込める仕事に出会えたのはとても幸せなことだと思います。もともと「人が好き、犬が好き」という気持ちが強かったので、この仕事には向いていたのかもしれませんが、それだけではここまで続けてこられたかどうかわかりません。なにより私の支えになってくれたのは、「犬のもつ特別な力」でした。

セラピードッグの「無邪気に、一瞬一瞬を楽しんで生きる」姿は、周りにいる人たちの気持ちをやさしく癒してくれます。犬の純粋さは、人の心に自然に働きかける力をもっているのです。さらに、セラピーの現場では「犬の生きている時間」に寄り添うことで、たくさんの効果が生まれています。「イヌの時間」は、現代社会のせわしない時間軸とは違い、人の心をあせらせない「やさしい時間」です。そこにはゆったりとした空気が流れ、効率優先の社会では見落としてしまう「大切なもの」を、私たちの目の前にスッとすくいだしてくれます。ドッグセラピーは「スローセラピー」。いつからか私はそんな風に思うようになりました。

スローセラピーは「人と犬」の交流だけでなく「人と人」の心の交流にまで広がってゆきます。セラピーの対象者、そのご家族、施設の職員さんに私達セラピスト…セラピードッグを真ん中に、みんながゆっくりとつながってゆくのです。

「もっとたくさんの人たちとつながりたい」。そんな想いから少しずつ活動の場を広げていますが、今はまだ実際に会いに行ける方の数も限られています。ですから、この本を通じて一人でも多くの方とつながることができれば、とても嬉しく思います。そしてページを開いているあいだ、普段の生活とはちょっと違う「空気」や「時間」の流れを感じてもらえたら、そのとき、セラピードッグはあなたの心にもやさしく触れているのかもしれません。

はじめに　7
プロローグ　12
第一章　震災から生まれた「想い」……17
1．はじまりは「人の命を救いたい」
2．アムロとの出会い
3．訓練スタート　～吠えろ！　アムロ
4．ドッグセラピーのきっかけは、子どもたちの笑顔
第二章　初代セラピードッグ「アムロ」誕生……41
1．セラピードッグへの転身　～こんどは、吠えちゃだめ!?
2．猫かぶり犬
3．心の垣根を飛び越えた
◇ドッグセラピーの進化／犬は不潔？
4．生きてたら、いいこともあるもんやねぇ
◇効果検証について／協会を支える募金活動
5．獣医さんになりたい！

◇セラピードッグの基準
第三章　元気一杯、一途なセラピードッグ「ホープ」……89
1．言うことを聞いてくれない
2．犬とお仕事がしたい！
◇ジャパンドッグアカデミー／三ヶ月は見習い期間
3．「こいつ、できへんな」ホープに見抜かれた
4．失敗　～綿密な訓練はとても大切
5．ホープと一緒に一人前に
6．ドッグセラピーの効果いろいろ
第四章　これから　～たくさんの課題、広がる夢……135
1．「死を待つ犬」を救いたい！
◇セラピードッグメディカルセンター
2．広がってゆく活動
3．ドッグセラピーは「スローセラピー」
謝辞・お問い合わせ先・訪問先一覧　160

# プロローグ

## 笑ってくれた！　池田小学校の子どもたち

「こっちの犬は、なんていう名前？」

イエローラブラドール・レトリバーの引き締まった大きな背中を何度もなでながら、女の子が聞いた。

「ホープくんっていうのよ」

そう答えたのはドッグセラピストの佐野さん。

「こんにちは、ホープ！」

〈なに、なに？〉と、呼ばれたほうを振り向くホープ。

「可愛いー、目が可愛いいよー」

「ほんとだ！　こっち見てるー‼」

ホープを囲んでいた子どもたちの輪は、あっという間に縮まった。やんちゃで活発なセラピードッグ「ホープ」は、小さくなった輪のなかでクルクル歩き回って、子どもたちに愛想を振りまいている。そんなホープを追いかける子、抱きつこうとする子。みんなの笑顔が輝き、にぎやかな歓声が響いていた。

セラピードッグのホープとアクセルが訪ねたのは、大阪教育大学付属池田小学校の子どもたち。平成十三年六月に同校で起きた児童殺傷事件は、社会に大きな衝撃を与えた。現場に居あわせた子どもたちにとっては、まさに突然の悪夢で、心に受けた傷の深さは計り知れないものがあっただろう。

傷ついた子どもたちに、すこしでも笑顔を取り戻してもらいたかった。事件を知ってすぐに私たちはセラピードッグの訪問を申し入れ、約半年後のこの日、子どもたちとの対面が実現した。

「ホープって、人間の言葉がわかるの？」

一人の男の子が佐野さんに尋ねた。

元気一杯に走ったり、ジャンプしたり、そうかと思うとドッグセラピストの指示どおりにストップしたりと、機敏な動きを見せているホープに興味津々の様子だ。

「そうよ、話してみる？」

「えー、僕にもできるの⁉」

「うん、できるよ。それじゃあ、まずホープくんと一緒に歩いてみようか」

ホープが男の子の速さにあわせて、左側に寄り添いながら歩きはじめた。確認するように男の子の顔を何度も見上げるホープ。

「そうそう、上手。今度は元気な声で『マテ』って言ってみて」

男の子が「マテ！」と言うと、ホープはその場でピタリと静止した。

「わー、すごい！　ちゃんと止まった」

男の子は、大喜びでホープの頭をくしゃくしゃっとなでた。ホープは〈どう？　うまくできたでしょ！〉と得意げに尻尾をブンブン振って、目を大きく見開き〈次は何する？〉と催促するように、男の子と佐野さんを交互に見比べている。

「僕もやってみたい！」「私も！」

大きな笑い声が体育館に響き、保護者の方々も子どもたちを嬉しそうに見守っている。セラピードッグを真ん中に、みんなの笑顔がひろがっている。

「よかった…」。私は心からそう思った。

初代セラピードッグの「アムロ」とともに、ドッグセラピーをスタートしたのは約八年前のこと。今では七頭のセラピードッグたちが、人の心と体を癒す仕事をしてくれている。

子どもたちの笑顔を見ながら、私は手探りで歩いてきたこれまでの道のりを思い起こしていた。

# 第一章

# 震災から生まれた「想い」

# 1．はじまりは「人の命を救いたい」

## 心と体に残る、震災の記憶

すべてのはじまりは、阪神淡路大震災だった。

平成七年一月十七日、大阪府豊中市の自宅で寝ていた私は、無気味な地鳴りで目を覚ました。「なに？」と、隣の夫に確かめるまもなく、巨大な力で空中に放り投げられた。幾度もベッドに叩きつけられ、背中に痛みが走る。

ガシャン、バターン！と家中で鳴り響く大騒音。やがて聞いたこともない音をたてて、部屋全体がきしみはじめた。

「もうだめ…!?」と思ったそのとき、ようやく揺れがおさまった。

「大丈夫か!?」

夫は私に声をかけると、家族の無事の確認するため部屋を飛び出した。家族、つまり飼い犬のラブラドール「トミー」と「リンリン」は無傷だった。けれども家のなかは、なにもかもめちゃくちゃ。食器棚は倒れ、食器は割れて床に散らばり、電子レンジやオーディオはすっ飛び、壁には大きな亀裂が走っている。その光景は、私たちの無事が信じられないほどの、強い衝撃を物語っていた。

傾いたテレビのスイッチを入れると、神戸に強い地震が発生したことを伝えていた。

時の経過とともに、被害の大きさが明らかになってきた。倒れた家の下敷きになって亡くなった人。迫りくる炎から逃げられずに命を落とした人。なすすべもないままに、貴い命が次々と失われていたのだ。私の家からそれほど離れていないところで…。いてもたってもいられない気持ちが、私のなかでふくらんでいった。

背中にはまだ痛みが残っていた。震災の経験は、私の心と体に強烈な記憶を刻みつけた。

## カタチあるものの、あっけなさ

「カタチあるものは、こんなにもあっけなくなくなってしまう」
「本当にたしかなものって、いったいなんなのだろう？」

避けようもない天災が「命」や「今、この瞬間」の大切さを、私に痛烈に突きつけた。せっかく救われた命ならば、なにか人の役に立つことができないだろうか。カタチを残すより、心に残る仕事ができないだろうか。自分が心から打ちこめることを探し、毎日を悔いなく生きてみたい。これまでにない強い想いが心の底からこみ上げてきた。

## 人の命を救いたい！

震災からひと月ほどが過ぎた頃、夫から思ってもみなかった相談をもちかけられた。

「災害救助犬を育てたい」のだという。

災害救助犬とは、地震や土砂崩れなどが起きたとき、人命救助をするために特別な訓練をうけた犬のこと。海外からやってきた彼らの勇姿は、震災後、何度も報道されていた。

「懸命に生存者を探す犬たちの姿に、心を打たれたんだ。あのとき僕は人の命を救うことができなかったけれど、今度もしも災害が起きたら、絶対に人の命を助けたい」

静かながらも、強い決意を感じさせる声だった。

そうか、そうだったのか！　夫も同じ気持ちだったんだ。「このままじゃいけない」と感じていたんだ。

「それ、すごくいい。私も一緒にやりたい！」

「え…賛成してくれるの？」

待ってましたとばかりに、イエスの返事をする私に、夫はびっくりしていた。きっと反対される…と覚悟していたらしい。反対どころか大賛成だ。

「うん、犬と一緒に人の命を救うなんて、素晴らしいことじゃない」

「そうか、ありがとう！」

「うちにはトミーとリンリンがいるものね。まずはあの子たちでスタートしてみたらどうかしら？」

そう、幸いにも我が家の飼い犬たちは、二頭ともラブラドール・レトリバー犬で、海外からやってきた災害救助犬と同じ種類だ。

「このチャレンジは、きっと上手いく」

それはほとんど直感だった。私は大事なことには、鼻が効く。これまで犬と暮らしてきて、ふと垣間見せる賢さや勇敢さに、目を見張ることがしばしばあった。犬と一緒なら、きっと頑張れる。

震災以来抱いてきたモヤモヤした想いが、ひとつの方向に向かって走り出した。

# 2. アムロとの出会い

## レスキュードッグ候補生がやってきた

平成七年の初夏。三頭の仔犬たちが、わが家にやってくることになった。

「犬と一緒に災害救助の仕事をしよう」。そう決めた私たちは、飼い犬のトミーとリンリンだけでなく、もっとたくさんの仔犬を育てていくことにしたのだ。大阪市内のブリーダーさんのショップで、生後三ヶ月のオスの仔犬たちと対面することになった。

「血統のいいレトリバー犬ですよ。同じ母親から産まれた犬たちは、警察犬にもなってるんです」

ふむ、そうか。訓練のしがいがありそうだ。

血統のいい犬と聞いて、私は意気込んだ。なにしろ人命救助活動の大事なパートナーだ。しっかり育てて訓練して、立派なレスキュードッグになってもらわなくては。

三頭の犬たちが、店の奥から抱きかかえられてきた。

仔犬にしては大きめサイズの黒ラブ（黒いラブラドール）君は、さっそく店主の腕から飛び下りて、活発に動きまわっている。白っぽい毛色の二頭は大人しく抱きかかえられたままだ。パッチリ目を見開いた子と、寝起きなのかボーッとした子と。

「あらま、可愛い！」

腕のなかでじーっとしている姿はあどけなくて、まるで白熊のぬいぐるみのよう。私はぼんやりしているほうの仔犬にそっと手を伸ばし、なでてみた。するとゆっくりと目をしばたかせ、人なつっこく体を寄せてきた。仔犬の暖かいぬくもりが、てのひらに伝わってきた。

## ほんわかムードで大丈夫？

さっそく三頭をつれ帰り、すっかり寝入ってしまったボーッとしたほうの仔犬をリビングのソファに寝かせた。するとすぐに目を覚まし、〈ここ、どこ？　ボク、まだ眠たい……〉というようにあたりを見回した。目の焦点があっていなくて、どこを見ているのかよくわからない。ちゃんと見えているのか気になり、思わず手を差し出すと、鼻をクンクンさせながら体を起こした。ちょっとヨタヨタ、動きがおぼつかない。

「おとなしそうな子だな」

「ほんと、ずいぶん、ふんわりした雰囲気の子ね」

やんちゃに動きまわっているほかの二頭とくらべて、どこか頼りなげだ。けれどこの犬にも、人命救助という大役を果たすための訓練の日々が、この先待っている。……大丈夫だろうか？

それがのちに初代セラピードッグとなる「アムロ」との出会いだった。

「アムロ」という名前は、りりしく育ってほしいという願いをこめて「機動戦士ガンダム」に登場する少年からとった。黒ラブ君は「ドイル」、もう一頭は「アールジェイ」と命名。

こうしてアムロを含む五頭の犬たちを抱え、平成七年九月、日本レスキュー協会を設立し、私たちは本格的に活動をはじめることになった。

## 犬たちの世話で、てんやわんや

さっそくはじまった五頭の犬たちとの生活は、毎日がハプニングの連続だった。

一番大変だったのは、トイレのしつけができるようになるまで。生後三ヶ月のまだ赤ちゃんみたいなアムロたちは、起きるやいなや、その場ですぐにシャーッとオシッコをしてしまう。三頭もいると、いつも誰かがどこかでシャーッとやっている。それでもオシッコなら、まだまし。ちょっと目を離したすきに、ケージのなかでアムロとアールジェイがウンチまみれになっていたこともあった。

「わー、なんでウンチの上で転げまわってるのー！」

バスルームに直行して二頭をきれいに洗い、大急ぎでケージを整え直す。汚いとか臭いとか言っている余裕もない。

散歩のときにも目が離せなかった。仔犬にとっては見るもの触るものすべてが初体験。なにが安全でどこが危険かもわからない。草むらをチョコマカ駆けていっては突然溝に落っこちて、ピーピー鳴き出したりする。いつもハラハラしどおしだ。

てんやわんやの毎日なのに、すごぶる楽しかったのは、「犬と一緒に人を助ける仕事」に一歩ずつ近づいている実感があったから。それに仔犬たちの愛らしさは格別だ。じゃれあったり、はねたり、好き勝手に遊ぶドイルとアールジェイ。私の後ろをくっついて離れないアムロ。幼いながらもそれぞれの個性を発揮し、生きるエネルギー一杯の彼らと一緒にいると、自分まで元気になっていくようだった。

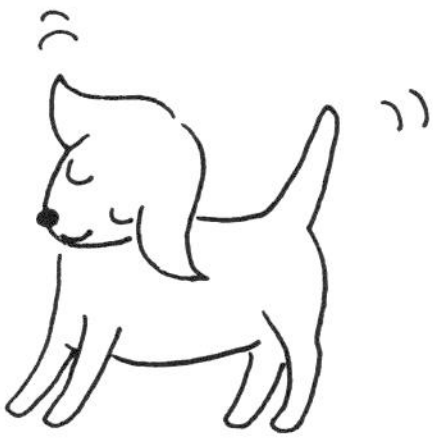

# 3. 訓練スタート～吠えろ！　アムロ

犬の訓練って、面白そう！

ラブラドール・レトリバーは、もとはイギリスで狩猟犬として活躍していた犬で運動神経が抜群。ハンターの指示をすばやく読みとる頭のよさもお墨付きだ。

そしてなんといっても人が大好き。人と一緒に行動することを喜び、誉められるとさらなるチャレンジ精神を発揮し、訓練も遊びも、同じように楽しむことができる。

まだアムロたちがやってくる以前に、もともと飼っていたトミーとリンリンにつきそって訓練士さんのもとへ通っていた私は、そこで見た訓練風景にひきつけられた。

「フセ！」「スワレ！」

訓練士さんの鋭い指示に、ピタリと歩みを止めたり、キチンと腰をおろしてオスワリしたりと、見事に従う犬たち。訓練ひとつでこんなに変わるなんて！　やがて見ているだけではつまらないと、あれこれ質問したり手伝いを買って出るようになっていった。

手に負えない暴走を繰り返していたトミーが、私の一声でピタリと制止するようになったときには、その成果に感動した。そしていつしか、プロの方に頼むつもりだった犬の訓練に、本格的に携わるようになっていた。

生後半年を過ぎたアムロたちの訓練は、最初から自分たちでしていくことになった。犬にきちんと指示を伝えるには、ちょっとしたコツがある。基本は「スワレ！」「フセ！」「マテ！」など、短い言葉ではっきり言うこと。もうひとつのコツは誉めるときは照れずに思いきり、そしてスキンシップも忘れずに。ストレートに伝えれば、犬はちゃんと応えてくれる。そうした犬たちとのコミュニケーションが楽しくて、私は訓練に夢中になった。

「犬の訓練に向いてますね」。訓練士さんに、お誉めの言葉もいただいた。じつは自分でも、そんな気がしていたのだ。

家では私のあとを追いかけては、足元でクンクン甘えてばかりのアムロも、いざ訓練となるとレトリバー本来の能力をみるみる発揮した。

今日は「フセ」ができるようになった。次の日は「トマレ」ができた。そして次の日は…。

一緒に目標をクリアしていくうちに、言葉はなくても、気持ちがどんどん通じていく。訓練は犬たちとの新しいコミュニケーションを開いてくれた。そして進歩することの楽しさを教えてくれた。

## 吠えろ！　アムロ

「スワレ」「フセ」「マテ」「モッテ」などの服従訓練は、アムロの得意科目。

一方、苦手科目もあった。レスキュードッグになるには、ガレキの山での捜索や暗いトンネルをくぐりぬける練習など、ハードな訓練も必要だ。そこで工事現場などを借りて訓練をはじめたものの、アムロは尻尾を丸めて尻込みしたり、立ちすくんだりしてしまう。他の犬たちにくらべて、荒々しい場所があまり好きではないらしい。

また、思いのほかマスターに苦労したのが「アラート訓練」だ。これは災害現場で被災者を見つけたときに知らせるための訓練で、河川敷に並べたいくつかの木箱の中から、人が入った箱を当てて吠えさせるというもの。

ところがアムロはちっとも吠えてくれない。そういえばアムロが〈ワン〉と吠えるのを、いまだに聞いたことがない。犬なのに吠えないなんて、おかしな子だ。

なんとか吠えてもらおうと、大好きなおやつやオモチャを、じらしてみたり、隠してみたが、ワンともスンとも言わない。…犬なのに。

訓練士さんのアドバイスで究極の手段を使うことになった。私から無理矢理引き離したら、甘えん坊のアムロはきっと吠えるというのだ。

さっそく追いかけてこられないように、河原の木につないだ。アムロは〈なにが始まるんだろう?〉と心細そうなまなざしで私を見つめている。けれど立派なレスキュードッグになるには、どうしても吠えてもらわなくては。私は心を鬼にして、足早にアムロから遠ざかった。

まもなく〈クーン〉という、かすかな鳴き声が、私の背中を追いかけてきた。

さらに遠ざかると、ついに〈ワン！〉と吠えた。

私は大急ぎでアムロのもとに戻ると「よーし、よし、よし、よく吠えたね！」と抱きしめた。くしゃくしゃにされながら、〈どういうことなの？　ワン、ワンワン‼〉と、混乱ぎみに吠えつづけ、尻尾を振りつづけるアムロだった。

〈どうしてボクをおいていこうとしたの⁉　でもこんなときは、吠えればいいんだね。ワン、ワン、ワン‼　byアムロ〉

## アムロの持ち味はモチ

アムロは穏やかな犬だ。吠えない、すねない、わがままを言わない。叱られても、じーっと受け入れてしまうような、包み込むような、そんな空気をただよわせている。

抱きかかえると、力をクターッと抜いて身を預けてくる。そんなときのアムロはフニャフニャだ。走ったり、跳んだりしているときの、たくましく引き締まった体つきとは全然ちがう。

「この子、モチみたいよね」

「モチって、鏡餅のモチ？」

夫もアムロのことは「ずいぶんおとなしいけど、レスキュードッグとして大丈夫かな？」と心配していた。

「うん、人の気持ちをあったかく、もちもちーっとくるんでしまうような。触っていてもモチっとしていて、なんかほっとするのよ」

「もちもちのレスキュードッグか。ちょっと、さまにならないなぁ」

たしかにさまにならない。

「うん、だけどそれがアムロのモチアジなのよね、きっと」

アムロなりに精一杯レスキュー訓練をこなしてはいたが、フニャフニャしているときのほうがなんともいえない魅力がある。そんな気がした。

## 4. ドッグセラピーのきっかけは、子どもたちの笑顔

### 社会との関わりも徐々に

日本レスキュー協会は、震災をきっかけに誕生した民間ボランティア団体として徐々に認知され、あちこちから声をかけてもらうようになった。私たちは犬たちの成長ぶりをたくさんの人に見てもらおうと、積極的に出かけていくことにした。

よく参加したのは県や市で行う防災訓練や、学校などの避難訓練でのデモンストレーション。大きな犬がトレーナーの指示にきびきびと従い、ハードルを跳んだり、はしごを駆けのぼる姿は「賢いですね！」「おとなしくて驚いた」「可愛い！」と好評だった。

平成七年十二月、私たちは「あしなが育英会」が主催するクリスマスパーティーに招かれた。あしなが育英会では、震災で親を亡くし傷ついた子どもたちに少しでも楽しい時間を過ごしてもらうため、さまざまなイベントを行っていた。

日本レスキュー協会の発足は、阪神淡路大震災というつらい出来事がきっかけだ。あのときはまだ、私たちのレスキュードッグは育っていなくて、人を助けることができなかった。もしもレスキュードッグがいてくれたら、この子たちの親を助けることができたかもしれないのだ。そう思うと、やるせなかった。

「こんにちは。私たちは事故や災害のときに人の命を助けるレスキュードッグを育てています。今日はレスキュードッグも一緒に来ています。とってもお利口なワンちゃんですので、安心して一緒に遊びましょうね」

会場はシーンと静まりかえっていた。ちょっと戸惑った。こんな反応は、はじめてだ。

ほとんどの子どもは小学生で、まだやんちゃな年頃なはずなのに、騒いだり、隣どうしでおしゃべりする子が誰一人としていない。

さめたムード。たんたんとした表情。笑うことを拒否したような顔。

震災から約十ヶ月。大好きなお父さん、お母さんを失ってしまった心の空白は、どうしたって埋められるものではない。彼らの喪失感の深さが、ひしひしと伝わってきた。

## 子どもたちの輝く笑顔

私はできるだけ明るい大きな声で、みんなに呼びかけた。

「それではワンちゃんが入場しますので、元気に迎えてあげてくださいね」

後ろのドアから、トレーナーに連れられたレスキュードッグが小走りにやってきた。

そのとたん、静まりかえっていた会場がざわめき、子どもたちの表情が一変した。

「わー、おっきい！」「可愛いー‼」

みんな目をまん丸くして、口々に歓声をあげている。颯爽と走り抜ける犬たちをよく見ようと、飛び上がったり、首を左右にのばしたり。

「スワレ」の号令とともに、犬たちがお行儀よく前方に並んだ。この日、参加したのはアムロとドイル。子どもたちは身を乗り出して二頭の犬を見つめている。

「今から犬がみなさんのそばに行きますから、一緒に遊びましょうね」

最初は恐る恐る、一人、二人と、犬に近づいていく。犬が振りむくと驚いて「わーっ」っと声をあげ、飛びのく子も。だけど悲鳴をあげながらも、楽しそう。

やがてだれかの手が犬の背中に触れると、まわりの子どももつられて手をのばしはじめた。「触っても大丈夫なんだ」とわかったとたんに、子どもたちと犬との距離は一気に縮まった。

たくましい背中をいつまでもなでつづける子、尻尾を握りしめる子、両手で大きな体をしっかり抱き締める子。目がキラキラと輝いている。さっきまでの固い表情が、嘘のようだ。

「大きいね!」「何歳?」「オス、メス?」

私もトレーナーも質問攻め。犬たちはもみくちゃにされながらも楽しそうだった。元気な子どもたちにあわせて、いつも以上にはしゃいでいる。

活発なドイルは自慢の機敏さで子どものまわりを走り回ったり、トレーナーの指示に素早く応えてオスワリやマテのポーズを決めて、子どもたちを喜ばせている。

アムロは遊ばれ上手だった。耳をめくられたり、乗りかかられたり。少々乱暴な扱いを受けても、吠えもせずに、さらりとかわして平気な顔をしている。穏やかすぎるくらいの性格が、うまくこの場になじんでいた。

「可愛いー！」「おとなしいねー」

子どもたちの小さな手が何本も、アムロの頭に背中に、のびてくる。体じゅうをなでられて、アムロも嬉しそうにニコニコ笑っている。

犬がニコニコなんておかしいかもしれない。けれど、本当にニコニコしてるように見えた。子どもの全身に蘇ったきらめきをアムロも感じている。子どももニコニコ、アムロもニコニコ、一緒に笑いあっている。

会場の雰囲気はすっかり変わっていた。息をきらし、思いきり身体を動かし、子どもらしい自由さを存分に発散して遊ぶみんなの笑顔、笑顔、笑顔。

思わず胸が熱くなった。

「こんなに楽しんでくれるなんて…来たかいあったね、アムロ」

帰りの車のなかで話しかけると、アムロは舌をはっはと出して私の顔をじーっと見てから、口元をニーッと弓型に曲げてさっきのニコニコ顔を見せてくれた。

「お前、笑ってるの？　ニーッて、それ、笑顔なの？」

私も笑ってしまった。

「ほんとにおかしな子ねえ、アムちゃんは」


アムロのおかしな笑い顔を見ながら、私は子どもたちの笑顔を思い浮かべていた。犬とふれあう直前まで、固い表情で押し黙っていた子どもたち。それが犬を見たとたんに、あんなに楽しそうに笑ってくれた。人には心を閉ざしても、犬には会った瞬間に笑顔を見せてくれる。これってすごく大きいことじゃないだろうか。

犬には瞬時に心の壁を飛び越えてしまう才能がある。その力を生かして、レスキュー以外にもできることがあるんじゃないだろうか。

新しい可能性が目の前に見えはじめていた。私の胸はなにかがはじまろうとする予感で一杯だった。

子どもたちとアムロの笑顔が、心に焼きついて離れなかった。

〈子どもたちと遊ぶのって、楽しいネ。またつれてきてネ。ニコッ。 byアムロ〉

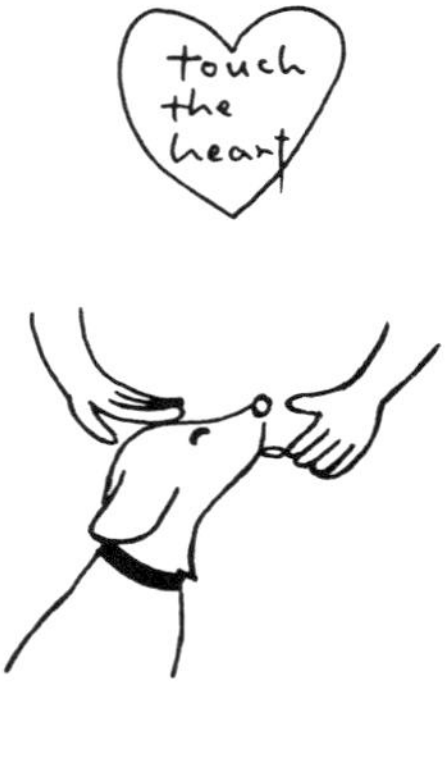

# 第二章
# 初代セラピードッグ「アムロ」誕生

## 1. セラピードッグへの転身　～こんどは、吠えちゃだめ!?

### ドッグセラピーへの扉が開かれた

あしなが育英会の子どもたちの笑顔に出会ってから、私の心のアンテナは新しい方向へと振れはじめていた。それは「ドッグセラピー」だ。

心理療法のひとつに、訓練された動物との触れあいで心を癒す「アニマルセラピー」という方法がある。震災で親を失い大きな心の傷を抱えた子どもたちが、犬との触れあいで笑顔と明るさを取り戻してくれたことは、まさにアニマルセラピーといえる。イルカによるアニマルセラピーはよく知られているが、人間にとってより身近な動物である犬でドッグセラピーをできたら、多くの人に役立つことができる。

もともと心の世界に興味があり、数年前から臨床心理の勉強を続けてきた。人の命を救うために始めたレスキュー活動と、以前から関心のあった心理学。このふたつを子どもたちの笑顔は結びつけてくれた。ずっと感じてきたアムロのほんわか優しい魅力も、レスキュードッグというよりは「セラピードッグ」にピッタリだ。

さっそく夫に相談すると、すぐに賛成してくれた。

「たしかにアムロにになら出来そうだな。これからは、レスキューのほうは僕が引き受けるよ」

こうして夫と他の犬たちはレスキュー、私とアムロは「ドッグセラピー」という新しい道を歩むことになった。

レスキュードッグになるために頑張ってきたアムロだけれど、今日からはセラピードッグを目指してもらおう！

「アムちゃん、大事な話があるの」

アムロはどこまでわかっているのか、いないのか。あいかわらず焦点のあわないまなざしで、私の目を見つめている。私の両手で頭をはさまれて、神妙な顔つきだ。

〈なに、なに？〉と問いかけるような表情は、なんだか人間っぽい。

「今日からは、たくさんの人たちに笑顔を届けるための訓練をするんだよ。アムちゃんはセラピードッグになるの。これからも一緒に頑張ってくれる？」

〈クゥー〉

アムロが目を細めて喉を鳴らした。

〈ボク、ついていく！〉

そう言われている気がした。

「アム、ありがとう‼」

私はアムロの体を思いっきり抱きしめた。


〈なになに？　どうしてそんなに喜んでるの？　でもひとみサンがウレシイときは、ボクもウレシイ！　ウレシイ‼　byアムロ〉

## セラピーに「ダメ」は禁物

ちょうどこの頃、レスキュードッグのイベント参加を通じて、養護施設や老人施設とのつながりができつつあった。まずはそうした施設で暮らす人たちに、アムロと一緒にドッグセラピーを届けることを目標にした。

ドッグセラピーでは、参加者に楽しい時間をもってもらうことが大切。そのためアムロには、これまでと少し異なる「遊び」の訓練が必要になった。鬼ごっこやかくれんぼ、フラフープの輪くぐりなど、シンプルな遊びはすぐに楽しくマスターしてくれたアムロだが、苦労もあった。

たとえば「選別（センベツ）」という訓練でのこと。これは、物の名前を言うと犬がくわえて持ってくるというもので、品目はティッシュの箱、スリッパ、コップ、タオル、ペットボトルなどの日常品、十品目。

品数が増えるにつれて、アムロが混乱しはじめた。マスターできていたはずのティッシュを指示しているのに、尻尾をフリフリ、嬉しそうにスリッパをくわえて戻ってくる。

「ちがうよ、スリッパじゃない」

何度やっても「ヨシ」がもらえず、しまいにはシュンとうなだれてしまうアムロ。その顔を見て「しまった」と思った。セラピードッグには穏やかで楽しげな雰囲気がなにより大切だ。それには訓練も、もっと楽しさを心がけなくては。

「アムロ、ボール持ってきて」

ボール遊びが大好きなアムロには、このセリフは効果てきめんだった。〈ヤッター!〉と喜び勇んでボールをくわえてくるアムロ。ところがボール投げに夢中になりすぎて、すっかり遊び気分になってしまうことも。指示を聞かないので叱ると、ふたたびシュンとうなだれて訓練する元気を失ってしまう。

「ほどよく遊ばせる」さじ加減をつかむまで、舞い上がらせたり落ち込ませたり、ずいぶんアムロを振り回してしまった。

さらに問題が発生。セラピードッグはむやみに吠えてはいけないのだ。セラピーの最中に急に吠えたら、参加者は驚いてしまう。レスキュードッグに向けてのアラート訓練で、やっと上手に吠えられるようになって、今ではなにかといえば〈ワンワン!〉と、得意そうに知らせるようになったアムロなのに…。

最初は「ノー」と言葉で制止した。ところがデリケートな人の心と向きあうセラピーの場では、否定的な言葉は禁物だ。考えたすえ、手で口を閉じることにした。はじめのうち、吠えることを止められるたびに、アムロは固まった。

〈なんで? どうして?〉

口をつかまれながら、困惑のまなざしで私を見上げるアムロ。

ごめん、アムロ。「吠えろ」って言われたり、口をつかまれたり。アムロはとんだ被害者だ。だけどこれも大事なお仕事のため。私はできるだけの愛情を注ぎながら、根気よく訓練をつづけた。


苦労のすえ、アムロの口元に人さし指をたてることで、吠えるのをやめられるようになり、やがて私の表情を見ただけで〈今は吠えちゃだめなんだ〉と判断できるようになってくれた。

〈やさしかったり、きびしかったり、ひとみサンは忙しいね。ボクはやさしいひとみサンがスキだけど、きびしくてもキライじゃないよ！　byアムロ〉

## 「スイカ」と「スワレ」

あるとき家でなにげない会話をしていたら、突然アムロがきちんとオスワリをした。「なんだろう、この子ったら急に」と思いながらも会話をつづけていると、ときどき姿勢を正してはオスワリをしている。

やがてその訳がわかった。会話に出てきた「スイカ」という言葉に反応しているのだ。ためしにアムロに向かって「スイカ！」と言うと、チョコンとオスワリをしなおした。

「よーし、よし。今はいいんだよ」

私は笑いながらアムロを思いきり抱きしめた。お餅のようにくたっと抱かれながら〈なんで笑うの？・〉と不思議そうなアムロ。

一生懸命にオスワリをしたアムロが、おかしくて、可愛くて、愛おしかった。

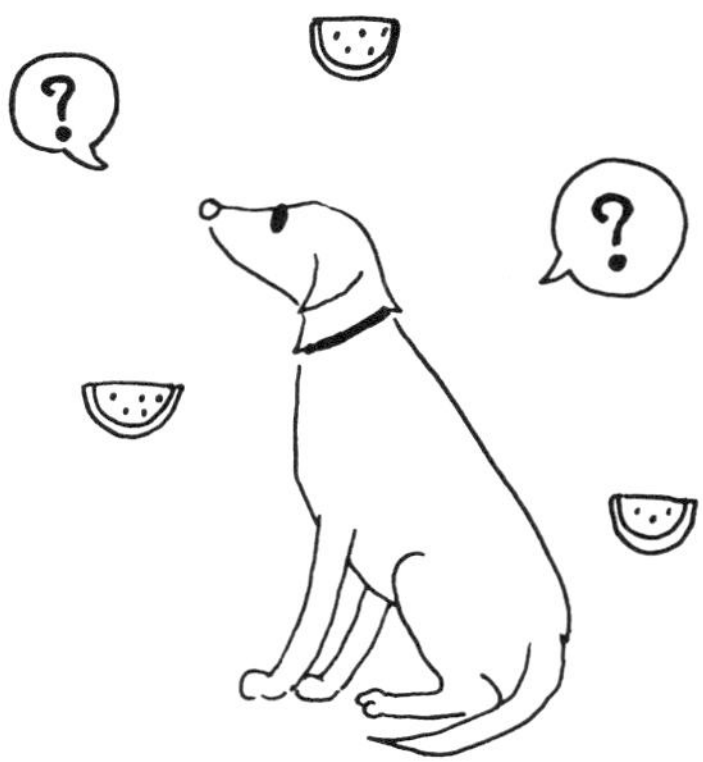

# 2. 猫かぶり犬

## いつでも全力投球

アムロは果敢なチャレンジャー。私にいつでも、どこまでもついてきてくれる。頑張れるアムロの原動力っていったいなんだろう？

たぶん犬にとっては「今」がすべて。

〈今、喜んでもらいたい〉〈今、遊びたい〉そして〈今すぐ、愛情を見せて！〉。訓練も遊びも区別なく、一瞬一瞬に全力投球だ。今を一生懸命に生きるアムロを見ていると、「私もアムロの信頼に応えたい！」とエネルギーが湧いてくる。

けれどもセラピードッグに転身して、あらたな訓練の日々のなか、ストレスがたまったりしないだろうか。アムロは一緒にやってきた三頭のなかで、一番体が弱かった。

ときおり発熱することもあって、なにかと手がかかる。だからよけいに気がかりだった。

## 猫かぶり犬

ある日、用事があって一日家をあけることになった。五頭のレトリバーたちの世話は夫にまかせて、私は一人で出かけた。たまには一人も気がまぎれていいものだ。

「あ、そうだ。アムのお薬」

昨日からアムロのお腹に小さな発疹が出ていて、時々、塗り薬をつけることになっていたのを夫に言い忘れていた。すぐに家に電話を入れた。すると、

〈ワン！　ワンワン！〉〈ドドドドド！〉〈ドスン、ゴツン！〉

と、受話器の向こうが、やけに騒がしい。

「ちょっと、なに。どうしたの？　なにかあったの⁉」

「いや、なにもないよ。いつもの通りだよ」

ちょっとため息まじりの夫の返事だった。そういえば最近、私が外から電話を入れるといつもこんなだ。これっていったい……?


「ねえ、今日の騒ぎはなんだったの?」

帰ってさっそく夫に尋ねてみた。

「ああ、このところ、君がいないといつもああなんだよ」

「え? そうなの」

知らなかった。そういえば犬たちへの夫と私の接し方は、ちょっと差がある。夫は犬たちにとことんやさしくて、一緒になって遊んでやる子ども心を持っている。私はというと、常に犬たちのリーダーという意識が強い。なにしろ五頭もの犬と暮らしているのだから、気を抜いたら大変なことになってしまう。

「アムロの様子はどうだった? 体の具合は大丈夫だった?」

「だいじょうぶ、心配いらないよ。元気一杯の今日のアムロを見たら、君は驚くよ。僕の背中に乗りかかって、おんぶしてもらいたがるんだ。重いからやめろって言っても全然聞かなくて、追っかけてきて飛びつくんだよ。いやぁ、まいった、まいった」

おんぶ？　背中に乗りかかる？　「よい子」のアムロが、全然聞かない⁉

「君の前では気取って大人しくしてるけど、結構やんちゃなんだよ」

「えー、ほんとに⁉　アムちゃん、そうなの？」

ソファの足元に寝そべっていたアムロは、チラリと私の顔を見ると、すぐに目を閉じてしまった。この子ったら、まるで知らん顔してるみたいだ。

「こいつは猫かぶり犬だな」

「え、猫かぶり…？」

「そう、君の前では猫かぶっていい子にしてる犬」

「なるほど！　猫かぶり犬ね。あはは、おかしい！」

以来、アムロがやんちゃぶりを見せるたびに、「猫かぶり犬」と呼んでは笑っている。

それにしても私の前ではよい子のアムロが、夫にはハメをはずして甘えていたなんて。ちゃんと発散しているのは安心だけれど、なんだか複雑な気分だ。

「おーい、アムロ。お前が一番気を許せるのは、どっちなの？」

そう聞きながらアムロの背中をなでると、アムロは寝そべったまま少し頭を持ち上げて、ふたたびチラリと私を見た。ちょっととぼけたような顔だった。

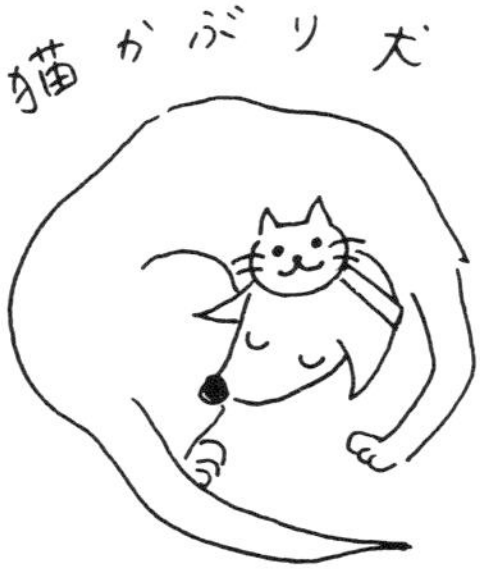

## 3．心の垣根を飛び越えた

アムロと一緒にドッグセラピーの訓練をスタートしてから約半年。すこしずつ施設の人たちとの交流が実現しはじめた。

平成八年九月。私たちは紀南へリポート開港記念のイベントに参加することになった。その日は、知的・身体障害者のための施設「わかば園作業所」を利用する人たちも招待されていた。

車椅子の人やうまく言葉が出せない人、体の自由が利かない人など、障害をもつ人たちとの触れあいはアムロも私もはじめての経験だ。

「こんにちは。今日はワンちゃんと来ていますので、一緒に遊びましょうね」

私の呼びかけに突然手を叩き始める子どもや、ゆらゆらと首を揺さぶる人もいて、皆それぞれにマイペースな反応だ。無事に楽しく犬と触れあってもらうことができるだろうか…。ちょっと不安になってくる。

小学校低学年くらいの男の子が、手をのばしてアムロの頭にちょこっと触れた。アムロがゆっくりと振りむくと男の子が突然「わー‼」っと大きな声をあげた。「大変、怖がっているのかしら」とあわてたが、職員さんは男の子ににっこり微笑みかけると、「トシキくん、嬉しいんだ、よかったねぇ」

と声をかけた。

男の子は相変わらず盛大に歓声をあげながら、アムロの頭をなでている。

その子の生き生きと輝く表情を見て、私の不安は吹き飛んだ。犬との触れあいを楽しむ気持ちに、健常者も障害者も変わりはないのだ。反応のあらわれ方の違いは、個性の豊かさともいえる。

アムロも落ち着いたもので、耳もとで大声を出されても吠えもせず（訓練の成果バッチリだね！）、逃げ出しもしない。顔をじっと見つめたり、男の子のそばを離れようとして軽く追いかけられてみたり、上手に遊んでいる。

フラフープの輪くぐりをしたり、ハードルを上手に飛んで子どもたちを喜ばせたアムロは、あっというまにみんなに取り囲まれて、例のニコニコ顔で嬉しそうにしていた。

やがて小学校高学年くらいの、ほっそりとした女の子がアムロの後ろにすーっと近づいてきた。さっきまで黙って遠くからみんなの様子を眺めていた子だ。

「こっちに来て、犬と遊ばない？」と声をかけてみたが、そのときには返事はなかった。なんだか今にもどこかへ消え入りそうな、はかなげな女の子だ。

「かわいい……」

女の子が、聞こえるか聞こえないかくらいの小さな声でアムロに話しかけた。

「ありがとう。アムロっていうのよ。よかったら頭なでてやってね」

「ア・ム・ロ」

ささやくようにつぶやきながら、そっとアムロの頭に手をのばし、そしてアムロの毛並みに手が触れた瞬間、にっこりと微笑みを浮かべた。

「オスワリって言うと、ちゃんと座るのよ。やってみる？」

女の子はじっとアムロを見つめ、すこし緊張ぎみに「オスワリ」と号令をかけた。アムロはすぐにお尻を地面におろし、きちんとオスワリをした。やさしくアムロをなでる女の子。

そのとき施設の職員さんが、びっくりした顔をして歩み寄ってきた。

「この子、今、しゃべりました？」

「はい。オスワリの号令を」

「ええ⁉　本当ですか？　いや、この子ね、普段はまったくしゃべらないんですよ」

「そうなんですか」

「私たちが話しかけても、うなずいたり首を振るのがやっとでね。それが犬に号令をねぇ…」

驚く私たちをよそに、アムロと女の子は静かに触れあいを楽しんでいた。アムロは目を細めて気持ちよさそうに頭をなでられている。

## ドッグセラピーの可能性

初対面であること、人間と犬との違い。そんな壁を一気に乗り越えて、その瞬間、アムロと女の子はたしかに心が通いあっていた。言葉以外のなにかが、二人をつないでいた。

ふだん自分からはしゃべらない子が、犬にだったら話せる。これは大きなセラピー効果だ。これまではとにかく楽しく過ごしてもらいたい一心だった。けれどドッグセラピーにはきっと、まだまだたくさんの可能性がある。

考えこんでいると、アムロがはっはと舌を出しながら私の膝に前足をかけてきた。

「あ、ごめんごめん、お水が飲みたいのね。気がつかなかった」

子どもたちとたっぷり遊んで、元気も水分も思いきり発散したのだろう。水入れの水をごくごく喉をならしながら舌ですくいあげ、最後の一滴までペロリときれいに飲み干した。

「楽しかった?」

そう聞くと、アムロは尻尾をぱたぱたと振りながら膝のうえに顔をのせ、首をかしげて私の目をのぞきこんだ。

アムロの瞳はいつでも〈大好きだよ〉というメッセージで一杯だ。アムロの純粋さに触れるたびに、静かな力が湧いてくるのを感じる。

目の前にあらわれる課題を、ひとつひとつクリアしていこう。犬のもつ「心の垣根を飛び越える力」を信じて、アムロと一緒に。

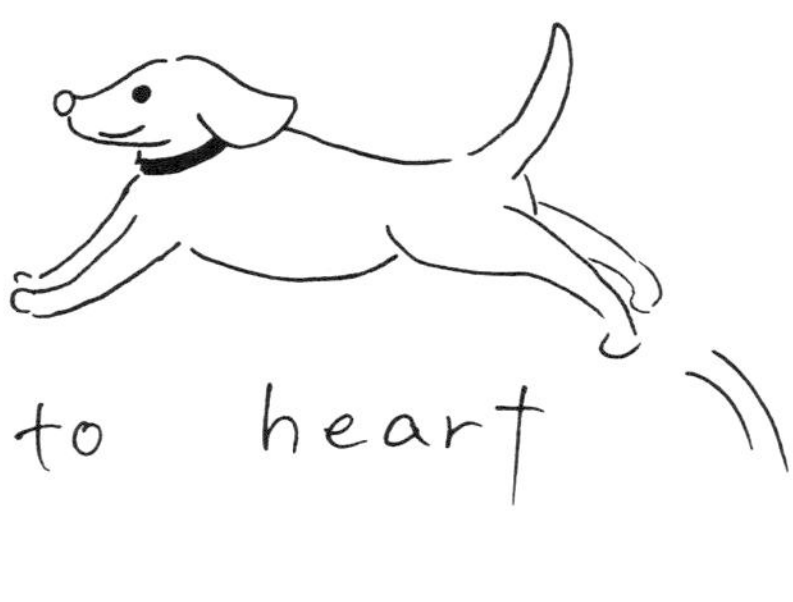

### ◇ドッグセラピーの進化

楽しく遊んでもらうレクリエーションからスタートした活動も、今では「特定の効果を目指すドッグセラピー」へと進化。ドッグセラピーには、事前の調査にもとづくプログラムづくり、定期的な訪問など綿密な計画や、データによる効果の確認が欠かせない。これらは施設職員の方、臨床心理や精神科医の先生方のご協力のもとに進めている。

またドッグセラピーには、対象者にあわせて一人ずつ行う個別セラピーと、数人で行うグループセラピーとがある。

### ◇犬は不潔？

当初、ドッグセラピーを理解してもらうのは、むずかしかった。レスキュードッグ活動でのつながりを頼りに施設などに説明に出向いたが、たいていは不審そうに迎えられた。

「犬をつれてきて、いったいなにをするの？」

「噛むでしょ？」「不潔じゃない？」

アムロと一緒に人の役に立ちたいと願っていたのに、汚いものでも見るようにあしらわれてしまい、ショックだった。

むやみに吠えないように、また、大きな物音やちょっかいにも驚かないようにと、妥協のない訓練を重ねてきた。グルーミングにも気を使って、臭いや病気にも細心の注意を払っている。けれどいくら説明しても、「危険」「きたない」という印象は、簡単に拭えない。

なかなか理解してもらえずに落ち込んでいた私に、先に進む勇気を与えてくれたのは、あるひとつの出会いだった。

## 4. 生きてたら、いいこともあるもんやねぇ

平成九年三月、大阪市の介護老人保健施設「アロンティアクラブ」で、三ヶ月間のグループセラピーがスタートすることになった。これまで準備してきたプログラムや、あたらしい訓練の成果をついに発揮できると、私はやる気一杯だった。

参加者の一人、木田はるさんは八十二歳。脳硬塞の手術を受けてから、下半身まひで車椅子が手放せない。

はじめての日、木田さんは不機嫌だった。

「こんにちは。この犬はアムロっていいます」

私とアムロが並んでご挨拶をしても、口元をギュッと結んだまま、目を合わせようとしない。

「ウチなんかに構わんといて」。そんなムードを、全身から発していた。

他の三名の参加者は、笑顔でアムロを可愛がってくださったが、木田さんはその日、最後までセラピーに参加しようとしなかった。まだ経験も浅かった私は、戸惑い、落ち込んだ。

さらに木田さんが帰りがけにつぶやいた一言が、私に追いうちをかけた。

「私は、早く死にたいんだよ」

楽しんでもらいたい、笑顔を取り戻してもらいたい。その一心でこれまでやってきたが、「死にたい」と口にする木田さんに、ドッグセラピーはいったいなにを、どこまでできるのだろう。こころよく受け入れてくださった施設の方々の期待に、私は応えることができるのだろうか…。具体的な見通しもなく、不安を抱えたまま、セラピー訪問を重ねていった。

その後も木田さんはアムロに関心を示す気配もなく、口をついて出るのはつらい言葉ばかり。

「こんな姿で生きてても、仕方ない」「死にたいんだから、ほっといて」

あまりにストレートにそう言われると、めげそうになる。けれどもその言葉は、木田さんからのサインのように感じられ、いつまでも耳から離れなかった。

そのうちに、私は木田さんの心の奥に、ふと「寂しさ」を感じるようになっていた。長年一人暮しですでに身寄りはなく、見舞いに訪れる人もいない。頭も気持ちもしっかりしているのに、体が思うように動かないせいで、なにをするにも施設の人に頼らざるをえない。セラピー中も自分からは一切動こうとしないかたくなさは、人の手を借りることに必要以上に敏感になっているようにも見えた。世話になる一方という負い目から「生きてても仕方ない」とでも口にしないと、やりきれないのではないか。だとしたら「世話をする・される」以外の心暖まる時間をひとときでも過ごしてもらうことは、木田さんにとって大きな意味をもつのではないだろうか。

その答えはある日、ふいにあらわれた。セラピーをはじめてから三ヶ月ほどが過ぎたころ、帰りぎわに木田さんがはじめてアムロに「またおいで」と声をかけてくれたのだ。それから私に向かって、しみじみとつぶやいた。

「生きてたら、いいこともあるもんやねぇ」と。

これまで口を開けば「死にたい」としか言わず、はた目には不機嫌にしか見えなかった木田さんだが、心のうちでは、暖かい気持ちが芽生えていたのだ。


それ以上多くを語ろうとしない木田さんだったが、その日を境に、みるみる変化していった。一緒にセラピーに参加している痴呆のお年寄りをなにかにつけて手助けしたり、アムロを可愛がったりと、自分から進んで動き回るようになり、半年間のドッグセラピーのなかで目に見えて明るくなっていった。

そしてそれから約半年後。体調を崩された木田さんは入院先の病院で、悲しいことに、お亡くなりになった。


イライラ、あきらめ、拒否といった感情しかあらわさなかった木田さんが、亡くなる直前のわずかな間だけでもアムロへのやさしい愛情を示してくれたことは、きっと深い意味があるはずだ。

「生きてたら、いいこともあるもんやねぇ」という木田さんの言葉は、当時、迷いや不安を抱えていた私の背中を力強く押してくれた。
そして今も、大きなメッセージとして私の胸で生きつづけている。

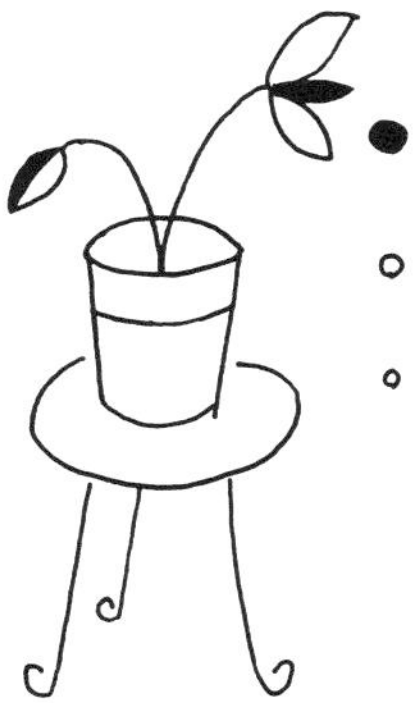

## ◇効果検証について

ドッグセラピーを効果のある療法として理解してもらうためには「効果検証」が有効だ。効果検証とは、どのような状態の人に、どんな種類のセラピーを、どのくらいの期間つづけて、どういった効果があったのかを具体的に検証していくことで、心理面（表情、情緒、自信や意欲など）・社会面（言語化の活発性・集団での協力関係・自発性など）・身体面（身体機能の回復、日常的な筋力の強化、動作範囲の拡大など）など多項目を設けて、正確な記録をとっていく。

データの蓄積が増えるにつれて、たしかな効果が見えてきた。言葉を発することのなかった人が犬に話しかけたり、犬に会いたい一心でリハビリのときには見られない早さで車椅子をこぐなど、ドッグセラピーは精神面のみならず、身体機能の向上にも役立つ可能性がある。

そうした記録をもとに「第10回　日本老年精神医学会」（平成13年6月）、「第2回　日本痴呆ケア学会」（平成13年12月）、「第１２回　世界精神医学会横浜大会」（平成14年8月）などでは精神科医による「ドッグセラピーの効果検証報告」が行われ、医学的な効果への期待が高まってきている。

### ◇協会を支える募金活動

日本レスキュー協会の活動は、その多くが募金に支えられている。犬の育成やスタッフの人件費、セラピーや災害救助の移動にかかる交通費など、活動が広がるほど、かかる費用も増えていく。

大阪を中心とした関西方面の主要駅などで犬たちとともに街頭募金に立つと、「がんばってや」「応援しとるで」とたくさんの暖かいお声をかけていただく。応援していただくたびに、人の命や心を助ける活動は、みんなの願いでもあるんだと実感し、みんなの真心に応えなくてはと思いをあらたにする。

「犬と一緒の募金活動を見かけて、セラピードッグのことを知った」という人は多い。

私たちの活動を知ってもらうための、大切な窓口でもある街頭募金。これからもつづけていくので、もしも街で犬と一緒の私たちを見かけたら、ぜひ声をかけてくださいね！

## 5. 獣医さんになりたい！

本格的なドッグセラピー活動をするようになって約二年。児童養護施設「長田子どもホーム」で毎週一回の、ドッグセラピーをすることになった。

ここは家庭の事情などで家族と生活をともにできない子どもたちが暮らす施設で、なかには心に深い傷を負った子どももいる。

小学校五年生の愛子ちゃんも、そんな子どものうちの一人だった。

〈セラピー初日〉遊んでもらえず、アムロ、うろうろ

今回愛子ちゃんに参加してもらうのは個別セラピーだ。

「こんにちは愛子ちゃん。この犬はアムロっていいます。よろしくね」

愛子ちゃんは私たちに、まったく関心を示さなかった。入口のそばに佇んだまま、部屋に入る気配もない。

「アムロは人が大好きなの。よかったら、なでてあげてね」

ようやく私とアムロに視線を向けたが、すぐにそらしてしまい、それきりこちらを見ようとしなかった。ここまで犬に興味を示さない子どもは、はじめてだ。

心の垣根を一瞬にして飛び越えてしまう、犬の不思議な力。これまで出会ってきた子どもたちは、人には心を閉ざしていても、犬の前では子どもらしい無邪気さを取り戻してくれた。けれど愛子ちゃんの心の垣根はかなり高そうだ。

私が話しかけても、アムロが部屋を歩き回っても、愛子ちゃんの表情はピクリとも動かない。凍りついたように固い表情だった。まるで私たちの姿も声も、見まい、聞くまいと心に決めているみたいだ。

「こっちで犬と一緒に遊ばない？」

「……」

声をかけてしばらく待ってみたが、入口の近くでペタンとしゃがみこんでしまった。

顔を膝に埋めて、体を丸くしている。その姿は、全身で「私に話しかけないで」と訴えているように見えた。これ以上無理に誘うのは逆効果かもしれないと思い、その日はアムロと私とで静かにボール遊びなどをして待つことにした。

アムロのほうでは愛子ちゃんのことが気になって仕方ないらしい。うずくまる愛子ちゃんをじっと見つめたり、私の顔をうかがったり。

〈ボク、この子と遊ばなくていいの？〉

〈そばに行きたいけど、行ってもいいって言われないしな〉

ときおり愛子ちゃんのそばまでトコトコ歩み寄っては、相手にされずにスゴスゴ戻ってくる。とうとう最後まで愛子ちゃんは、膝を抱えたまま顔を上げようとしなかった。

「また来週も遊びに来るね」

「……」

返事はないかなと思いながら声をかけてみたが、やはり無言だった。

「今日はちょっと反応なかったです」

私の報告に、施設職員の内海さんはすこしがっかりした様子だった。

「そうですか…。愛子ちゃんは深刻な子ですしね」

「まだ初日ですから、犬に慣れてないってこともあると思います。子どもは変わりはじめると早いんです。もうしばらく様子を見させてください」

内海さんにそう説明しながら、私は自分に言い聞かせているような気がしていた。愛子ちゃんが生きてきたつらい環境を考えると、変化はそう簡単ではないだろう。

愛子ちゃんのお母さんは、彼女がまだ幼い頃に離婚して家を出た。残された彼女と弟をお父さんが育ててきたが、昨年、仕事場で大きな怪我を負い長期入院することになってしまい、退院のめどはたっていない。

お母さんとは生き別れ、弟は他の施設で暮らし、お父さんは入院中と、家族がともに暮らせる見込みはきわめてすくない。幼い少女が背負うにはあまりにもきびしい現実だ。この施設にやってきて半年たった今でも、愛子ちゃんはだれとも、ほとんど口をきこうとしなかった。

どうしたら彼女の心に触れることができるだろう…。

## 〈セラピー二回目〜五回目〉アムロだけが楽しそう！

その後も愛子ちゃんは部屋のなかに入ろうとしなかった。アムロと私は毎回、静かにボール遊びや「マテ」や「スワレ」の訓練遊びをして過ごした。入口にしゃがみこむ愛子ちゃんがときおり私たちにチラリと投げかけるのは、感情を押し殺したような視線だけだった。胸が痛んだ。

三回、四回と変化がないと、さすがにちょっと自信がなくなってくる。このままアムロと遊んでいるだけでいいのだろうか…と。

そんなときもアムロは私を無邪気に支えてくれた。ちょっとボールを投げるのをさぼっていると、トコトコ歩いてきて、私を見つめる。〈早くボールちょうだい！　それとも、もうおしまい？〉と。

愛子ちゃんに、暖かいなまなざしを送ることも忘れない。その表情はまるで〈今日もボクと遊ばないの？〉と誘っているみたいだ。

ある日愛子ちゃんが、そんなアムロにいつもより、ほんの少しやわらかい視線を送った。

「アムロね、愛子ちゃんと遊びたがってるのよ」

私がそう言うと、すっと顔を反対側にそむけてしまった。けれどアムロのことをかなり気にしはじめているのは間違いない。

犬という存在は、ただそこにいて、遊んでいるだけで、人の気持ちを引きつけるものだ。フリフリ尻尾を振る仕草、〈なあに？〉と問いかけるような表情、まっしぐらにボールを追う姿。

行き詰まったこの状況も、アムロのおかげでずいぶんやわらぐ。会話はなくても一緒にいるだけで、愛子ちゃんも同じ空気を、きっと感じてくれているはずだ。

## 〈セラピー六回目〉待ってみよう

六回目のセラピーから、かすかな変化があらわれはじめた。

これまでは「表情も体も動かすまい」と固く心に決めているかのようだったのが、首を伸ばしてアムロの動きを目で追ったり、アムロと私が遊ぶ様子をじっと観察するように見つめたり。それは「この人たちがここにいる」ということをようやく認めてくれつつある気配だった。

けれどこの日はあえて、私のほうから「遊ぼう」と口にしないことにした。待つことが大事と感じたからだ。

この子はこれまでに、たくさんのことを強制されてきたのではないか。幼くして家族が離ればなれという環境のなかでは、子どもらしい欲求を満たされることもなく、つねに我慢をしいられてきたのではないだろうか。ここでまた「犬と遊べ」と強制されても、愛子ちゃんにとってそれはちっとも楽しいことではないだろう。自分から「遊びたい」と思ってくれるまでアムロと一緒に待とう。この日、私はそう心に決めた。

「ほんとに賢い犬ねぇ。よく言うことを聞いて。私のほうがアムロくんに会うのが楽しみになってきちゃった。アムロくん、来週もまたよろしくね」

このところ職員の内海さんは、アムロによく話しかけてくれる。頭をなでられながら、ゆっくりと尻尾を振るアムロ。

まだドッグセラピーの成果は出ていないけれど、なにかが回りはじめている。そんな気がした。

## 〈セラピー七回目〜八回目〉変化なし

表面上はなんの変化もないままに、セラピーは回数を重ねていった。

愛子ちゃんはあいかわらず入口のそばにしゃがみこみ、部屋に入ることを拒んだままだった。だけど部屋から完全に出ていかないのは、私たちにすこしは関心があるということ？

〈今日もあの子はボクと遊ばなかったね。でもここに来るとひとみサンと一杯遊べて、楽しいな。　byアムロ〉

## 〈セラピー九回目〉アムロに触れた日

いつも変わらないアムロの無邪気さを見ているうちに、すこしは心がほぐれてきたのだろうか。愛子ちゃんの態度に小さな、けれど実はとても大きな変化があらわれた。その日も彼女は入口付近から、黙ってアムロと私を眺めていた。いつでも部屋の外へ逃げだせるように準備しているのか、あるいは「ここにはいたくない」という意思表示なのか、入口そばの定位置を、今だに離れようとしない。

アムロと私がボール遊びをしていたときのこと。私の投げたボールが少しそれて、愛子ちゃんの脇をすり抜け、廊下に転がり出てしまった。ボールを追いかけたアムロが愛子ちゃんの横を通ろうとしたその瞬間、彼女の手がさっと伸びてアムロの背中を軽くなでたのだ。思わず手を差しのべてしまった。そんな感じだった。

ボールをくわえて戻ってきたアムロが、さっきのタッチに応えるように、彼女の前で一瞬立ち止まった。愛子ちゃんの手がふたたび伸びて、今度は鼻先に軽く触れて、すぐに引っ込んだ。

その瞬間、彼女の凍りついた表情は溶けていた。子どもらしい、ちょっぴりおちゃめな表情だった。

「もう大丈夫」

私はそう思った。最初の大きな一歩を、愛子ちゃんはこの日踏み出した。

## 〈セラピー十回目〜〉はじめて笑ってくれた!

その後の進展も決して早いとはいえなかったが、着実に一歩ずつ、距離は縮まっていった。あいかわらず部屋に入ってこようとはしなかったが、そばに寄ってくるアムロにたびたび触れるようになったのだ。

そして十三回目のドッグセラピーの日、ついに愛子ちゃんが私に話しかけてくれた。

「この犬、どこに住んでるの?」と。

犬には心を開いていても、人には時間がかかるもの。私とコミュニケーションしてくれたことは、大きな前進だ。

「アムロは私のおうちで、一緒に暮らしているのよ」

「……」

話したのは、たった一言で、それ以上口を開くことはなかった。しかしこの日を境に、愛子ちゃんの変化は急速になっていった。


それは十四回目のことだった。

私の投げたボールをキャッチしそこねて、あわてて追いかけたアムロが、床で足をツルツル滑らせてこけた。そのとき愛子ちゃんが、左手で口をおさえながら、プッと吹き出したのだ。

こらえようにも、こらえられない。そんな笑顔だった。


人に心を開くことを拒否していた愛子ちゃん。きっと信じた人に裏切られることが、なによりも怖かったのだろう。もっとも信頼していた親に見捨てられてしまった（と感じていた）愛子ちゃんにとって「もうだれにも心を寄せない！」というかたくななな姿勢は、精一杯の防御だったにちがいない。

そんな愛子ちゃんが、とうとう笑ってくれた。愛子ちゃんの心の垣根に、ようやく隙間がみえてきた。

## 〈セラピー十五回目〉「獣医さんになりたい!」

無視されても毎回あきらめずに〈遊ぼうよ!〉と誘いつづけるアムロ。

愛子ちゃんが気まぐれに手を出せば尻尾をフリフリ、大喜び。すぐにそっぽを向かれても、いじける素振りも見せずに〈アレッ? なんでそっち向いちゃうの?〉と首を傾げてきょとんとしている。

アムロのそんな無邪気さに、愛子ちゃんは少しずつ、愛情を感じはじめてくれたのかもしれない。

「このごろ、愛子ちゃん、宿題をやるようになったんですよ」

内海さんが嬉しそうに、そう話してくれた。

「ドッグセラピーと、関係があるんでしょうかね」

ドッグセラピーと宿題の関係を証明するのはむずかしいけれど、愛子ちゃんが勉強に前向きになってくれたことは、嬉しい事実だ。


「来週もアムロ、来るの？」

ドッグセラピーが終わって片付けをしていると、愛子ちゃんが入口のそばから、そう聞いてきた。今ではセラピーが終わると、必ず次の予定を尋ねるようになっていた。

「うん、来るよ。また遊ぼうね」

いつもはひとことしかしゃべらないのに、その日はそれからも愛子ちゃんの言葉はつづいた。

「私ね、将来、動物のお医者さんになりたいの」

うつむき加減で、ちょっとぶっきらぼうな口調だった。

「そう、動物のお医者さんに…」

「あのね、アムロも人間みたいに病気になったり怪我をしたりするかもしれないでしょ。そしたら私が治してあげるの」

うつむいたまま一気にそうしゃべり終えると、ふうっと息をついた。

涙がこぼれそうになって、私は思わず愛子ちゃんを抱きしめた。

「ありがとね。アムロも喜んでるよ」

一回ずつ目に見える変化はないようでも、愛子ちゃんとアムロのあいだには、たしかに心の交流が実現していたのだ…。

ここへドッグセラピーに来てよかった。愛子ちゃんと出会えてよかった。この仕事をやってきてよかった！


この十五回目のセラピー以降、愛子ちゃんは入口近くの定位置を離れて、部屋の真ん中まで入ってくるようになった。そして自分からアムロに近づいたり、ボールを投げたり、関わりを持とうとしはじめた。二十回を超えるころには、アムロと遊ぶことが普通になっていた。日常生活でも、内海さんやお友だちと、すこしずつ話しをするようになっていったという。愛子ちゃんとのドッグセラピーは延長を重ね、彼女が中学生になるまでつづいた。

周囲に心を閉ざしていた愛子ちゃんが、犬のためになにかをしたいと思ってくれた。決して強制せずに、マイペースで待っていたアムロに、ゆっくりと心を開いていった。セラピードッグは人の心をあせらせない。たとえ遊んでもらえなくてもイライラしたり怒ったりもしない。まっすぐなまなざしで〈遊ぼ！〉と誘いつづけるアムロに、いつしか愛子ちゃんは安心感を抱いてくれたのではないか。そして安心して過ごせるアムロの前で、本来の子どもらしさを取り戻してくれたのではないか。

対象者のペースにあわせて「待つ」ことがこんなにも大きな変化をもたらすことを、アムロと愛子ちゃんに教えられた、長田こどもホームでのドッグセラピーだった。

## 大人になったアムロ

ある日の夜、私を見上げるアムロの目が、これまでとすこし違っていることに気がついた。

「あれ、目つきがしっかりしてる」

仔犬のときからずっと、焦点のあわない、ぼんやりした目つきだった。それがいつのまにか、ピントのあった、大人っぽいまなざしに変わっていたのだ。

レスキュー時代には荒々しい訓練が苦手で、頼りなげな目ですがるように私を見ていたアムロ。それがセラピードッグに転身してからはほんわかムードのモチアジを発揮して、頼りがいのある犬へと成長してきた。

「アムロも、大人になったんだね」

もうあのぼーっとしたまなざしは見られない。そのことはちょっぴり寂しかったけれど、まなざしの変化はアムロの成長の証にも思えた。

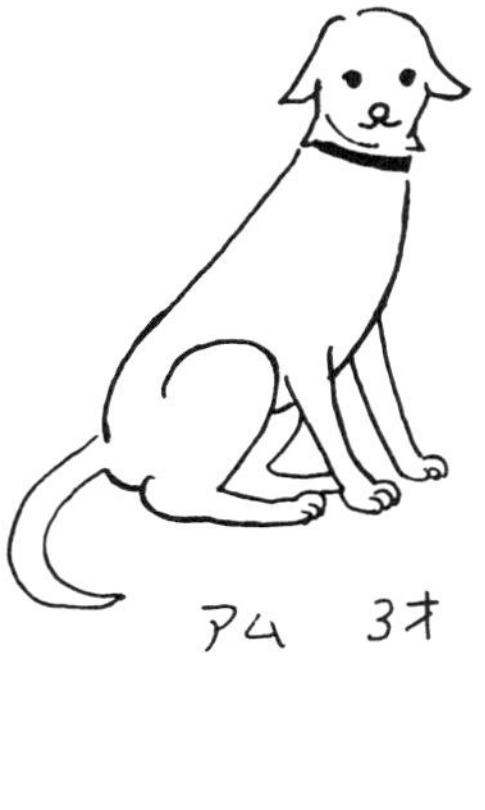

## ◇セラピードッグの基準

アムロと二人五脚、笑ったり悩んだりしながらドッグセラピーをはじめて約八年。今ではアムロにつづいて七頭のセラピードッグが育ち、活躍してくれている。日本レスキュー協会では厳しい基準をもうけて、そのテストに合格した犬だけをセラピードッグとして認定している。

**【性格】** 温厚、環境に適応しやすい、社交的、怖がりでないこと。

**【賢さ】** 服従訓練（スワレ、フセ、マテ、コイなど）、ノーリード歩行（リード-引き綱-につながなくても、人の左足にピッタリ寄り添いながら歩くこと）の修得。大きな物音や食べ物に動揺せずにセラピストの指示を優先できること。ハードル跳び・輪くぐり・遠隔操作・選択持来（お皿、コップ、スリッパなどから指示された物品をもってくる）などの特殊訓練を、対象者に応じたプログラムのなかで実践できること。

**【健康＆衛生管理】** 寄生虫検査・血液検査・狂犬病など八種混合の予防接種、定期検診の受診。フェラリア予防の投薬。ドッグセラピー前日には歯磨きや歯石とり、耳・目・鼻の掃除で全身を清潔にして、体重や便をチェック。排泄習慣のマスターも必須。

晴れてセラピードッグとして認定されてからも、訓練はつづく。子どもたちを相手にスタートしたドッグセラピーも、今では障害をもつ人や、お年寄りまでクライエントは幅広い。多様なケースに対応していくためには、毎日の訓練が欠かせない。そのため一年ごとに、認定更新のためのテストも実施している。

ドッグセラピストとの絆を糧に、セラピードッグたちは今日も頑張っている。

# 第三章
# 元気一杯、一途なセラピードッグ「ホープ」

## 1. 言うことを聞いてくれない

### ホープ、君はなんて賢い犬

現在、ベテランのセラピードッグとして活躍中の「ホープ」。少々きかん気が強くて、セラピードッグになれるかどうか危ぶまれていたホープを一人前に育てたのは、一人の情熱あるドッグセラピストだった。

出会いはおよそ三年前。この日、佐野多賀子さんは神戸駅で行った協会の街頭募金活動に、スタッフとして参加してくれた。

「レスキュードッグ、セラピードッグ育成のために、ご協力をお願いしまーす!」

いろんな人たちが、かたわらでオスワリをしている犬をなでたり、募金をしてくれては、去っていく。吠えもせずに、次々とやってくる人たちの顔をじっと観察する犬の横顔が、佐野さんにはとても利口そうに見えたという。その犬は、鼻のわきのホクロがチャームポイントの「ホープ」だった。

はじめのうちこそおとなしかったホープだが、小さな子どもがそばに来ると急にソワソワしはじめた。目を輝かせ、子どもの近くに身を乗り出して、興味一杯の様子。

「きゃー、かわいいー」

幼い姉妹がやってきて、笑い声をあげた。ホープをなでたり、駆け回ったり、ひとしきり遊んで去ろうとしたそのとき、ホープが姉妹のあとをタッタカ追いかけて行きそうになった。

ホープのリードを任されていた佐野さんはあわてた。手に巻きつけていたはずのリードが、スルスル引っぱられていく。

「あー、行っちゃう、行っちゃう。ホープ、こっちおいで!」

思わずリードを強く引こうとしたそのとき、トレーナーの青木恵さんの、鋭い指示が飛んだ。

「ホープ、コイ!」

その一声に、ホープは即座に反応した。耳をピクリとさせてこちらを振り向き、素早い足どりで青木さんのもとに戻ってきた。

「よーし、よしよし」

頭をなでられて、安心しきった表情で目を細めるホープ。

「なんて従順で、賢い犬なんだろう！」

ホープとトレーナーの見事なコンビネーションに、すっかり心を奪われた佐野さんだった。


ぜんぜん従順じゃなかった！


「ちょっとホープを見ててもらえますか？」

急用ができたトレーナーがその場を離れるあいだ、佐野さんはホープとその場に残されることになった。

「どうぞ、どうぞ！　いってらっしゃい」

佐野さんはときめいた。この賢い犬と二人きりになれる。この子は、私のことどう思うだろう？　なついてくれるかな？

「ホープ、よろしくね」

ところが。青木さんがいなくなったとたんに、ホープの態度は一変。不安げにグルグル回りはじめ、佐野さんを見向きもしない。

「ホープ、オスワリ！」

見よう見まねで命令しても聞く耳をもたず、すごい力でリードを引っぱって、どこかへ行こうとする。青木さんの姿を追い求めているのだ。

当時ホープは、すでに二歳過ぎ。本当ならとっくにセラピードッグとして活躍していていいはずの年齢なのに、まだ服従訓練しかマスターできていない、じつは半人前のセラピードッグ予備軍だった。

青木さんがいないあいだじゅう、ずっと落ち着きなく動きまわり、その場にとどめておくのに一苦労の佐野さん。

「ダメ、こっちコーイ！」

リードを引っぱりあって、振り回されて、まるで綱引きの力くらべ。チラリと佐野さんに投げかける視線は、なんだか反抗的だ。

「こんなに聞かない子とは思わなかった。もう、どうなってるの⁉」

しばらくして青木さんが帰ってくると、ホープはあっさりと、従順でいい子に戻った。

「ホープ、おとなしくしてましたか？」

「それが、なかなか言うこと聞いてくれなくて……」

すっかり落ち着きを取り戻したホープは、青木さんの隣でオスワリのポーズを決めてすまし顔をしている。

「なんで私の言うことは、聞いてくれないの⁉」

恨めしげな佐野さんの視線にも、無視を決めこむホープだった。


〈はじめての人に、そう簡単に従うようなオレ様じゃないゾ。 byホープ〉

犬とのコミュニケーションは簡単ではないと思い知ったこの日。けれども同時に、犬の賢さや無邪気さに、佐野さんは魅了された。そして「私も青木さんのように、犬たちをリードできるようになりたい！」「犬と一緒に活動したい」という想いをつのらせていった。

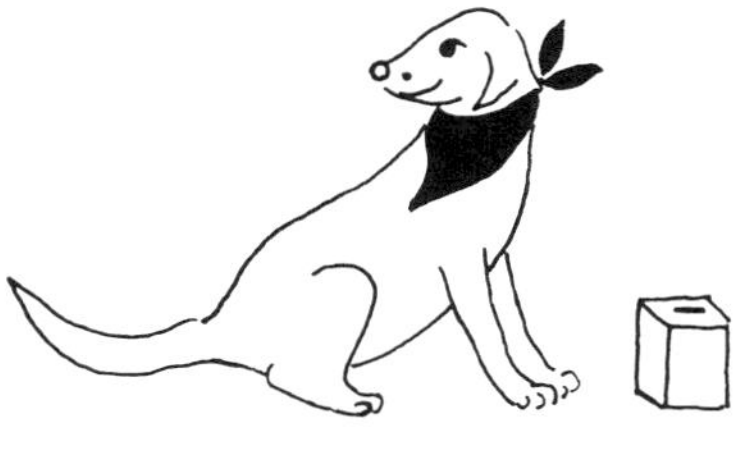

## 2. 犬とお仕事がしたい！

### 自分が一番「生き生き」できる

「私、ドッグセラピストになれますか？」

募金のお手伝いをはじめてから何ヶ月かたった頃、佐野さんが相談にやってきた。

「そうね。でも、楽な仕事じゃないわよ」

一本気な佐野さんは、こうと決めたらまっしぐら。今すぐにでもドッグセラピストになりたいという。

「ドッグセラピストになるには、いろんな勉強が必要なの。心理学、看護学から獣医学、その他にもたくさん。とてもすぐには修得できないわ」

気がせいている様子の佐野さんに釘を差しつつ、私は基本的な質問をしてみた。

「なぜドッグセラピストになりたいの？」

「はい。協会のお仕事をさせてもらうようになってから、その時間が、自分が一番生きしてるって感じて。犬も大好きだし、ずっと一緒にお仕事していきたいんです！」

その目は真剣だった。

その頃、訪問先がどんどん増えてきて、セラピスト、スタッフとも手が足りていなかった。またちょうどその年の春、ドッグセラピストとトレーナー養成のための学校「ジャパンドッグアカデミー」が開校することになっていた。そこで話し合った結果、佐野さんには実習生として協会で働きながら、ジャパンドッグアカデミーで学んでもらうことになった。

佐野さんは人一倍熱心な実習生だった。与えられた仕事は手早く片付け、次にできることはないかと目を配り、「いつでも指示してください」体勢でスタンバイ。

「早く自分の犬が持ちたいです」

そんなヤル気一杯の彼女に、どの犬とコンビを組んでもらおうかと、私は犬たちの顔を思い浮かべながら、あれこれ思案していた。

## ◇ジャパンドッグアカデミー　～巣立て、優秀なドッグセラピスト

犬の魅力あってこそのドッグセラピーだが、人がしなくてはいけないこともたくさんある。

訓練や世話をしながら、犬との信頼関係をつくってセラピードッグとしての魅力を引き出すこと。セラピー前の調査や準備。クライエントの状況（精神状態、障害の有無など）に応じてドッグセラピーを円滑に進める技能。それらをすべてこなすのがドッグセラピストだ。カウンセリングや心理学、リハビリテーション学や看護学、獣医学まで、必要な知識の範囲は広い。

これらの総合知識を学べる場として、平成十一年四月、「ジャパンドッグアカデミー」を開校した。講師陣には大学助教授（心理学関係）や獣医師、精神科医や作業療法の先生方をお迎えし、私も授業を受けもっている。協会では試験に合格した人を、ドッグセラピストとして認定している。

ジャパンドッグアカデミーは社会人を経験してから入学する人が多い。みんな「本当にやりがいのある仕事」を求めて入学してくるので、意気込みも気合いも充分なのが頼もし

い。

効果が実証されるにつれて、今ではドッグセラピーの依頼は年間一五〇〇件から二〇〇〇件にものぼっている。せっかく声をかけていただいているのに、どう頑張っても三〇〇件ほどしか応じられないのがもどかしい。優秀なドッグセラピストの必要性を、日々、痛感している。

（学校の募集要項は巻末に記載しました）

## ◇三ヶ月は見習い期間

犬と一緒に活動することに慣れてもらうのが、見習い期間の目的で、犬とコンビを組むのは、三ヶ月間の見習い期間が過ぎてからになる。

見習い期間中は実習生として犬たちの散歩や世話、訓練やセラピーに必要な用具の管理などの仕事をこなす。また、先輩ドッグセラピストのアシスタントとして、ドッグセラピーの準備をしたり、セラピーに同行して、現場の空気に触れてもらう。

## 3.「こいつ、できへんな」ホープに見抜かれた

よりによって、ホープ!?

佐野さんが担当の犬をもつ日が近づいていた。私はホープとコンビを組んでもらおうと考えていた。募金活動でのいきさつは、まったく知らなかった。

「えっ、この子が私のパートナー?」

「ええ、ホープは運動神経もいいし、素質は充分よ。もう三歳になったし、一人前のセラピードッグになる最後のチャンスだと思って、あなたに任せてみたいの」

黙り込む佐野さんだった。待ちに待ったコンビ結成を喜ぶかと思ったのに。

そう、このとき佐野さんの胸には、はじめての募金活動でホープに無視された、苦

い記憶がよみがえっていた。たくさんの候補犬のなかから、よりによってなんでこの子なの…と愕然としていたのだ。

## リーダー争い

コンビが結成されたら、まずは信頼関係を築くことからスタートだ。愛情をもちながらも、犬に「リーダーはこの人」と思わせる主従関係をしっかりつくることが大切。犬はいったん「リーダー」と決めた人には忠実だ。

しかしホープはすでに三歳で、彼なりのプライドも育っている。そうなると簡単には「リーダー」とは認めてくれない。佐野さんとホープの絆づくりは難航した。

たとえば犬が人の左足にピッタリ寄り添って、一緒に歩く訓練。ホープはとっくに、このノーリード歩行をマスターしていたが、犬に慣れていない佐野さんにのために、ホープの首にリードが巻かれた。

〈こいつ、できへんな〉

おそらくこの時点で、ホープに見抜かれたのだろう。リードを巻かれて、不機嫌そうに首をブルブルと振るホープ。歩いていても、途中からふらふらーっとコースから外れそうになる。佐野さんが「コイ」と呼んでも、聞こえないふり。それどころか佐野さんに逆らうように、リードを引っぱり駆け出そうとする。

「この犬、本当はできるのに、わざと困らせてるな」

ホープに引っぱられながら、佐野さんは悔しそう。

「私がリーダーなのに！」とムキになる佐野さん。ホープはホープで〈ボクのほうが上〉とばかりに反抗。権力争いはどちらもゆずらず膠着状態。

「私、甘く見られてるんです。もっと厳しく接しないと、だめですね」

「厳しさは必要だけど、それだけじゃ、犬はついてこないよ」

がんばろうとするあまり、気持ちが空回りしているようだった。

〈なんや、突然あらわれて偉そうに。フン！　オレ、知らんよ。　byホープ〉

## ホープの純情

あるとき、以前ホープの担当トレーナーだった青木さんが、犬舎にあらわれた。佐野さんとホープが新しい絆をつくるため、青木さんはここ何ヶ月かホープとは顔を合わせないようにしていたが、この日は他の犬に用があって、久しぶり犬舎へ足を踏み入れた。その姿をいち早く見つけたホープは、世にもせつない鳴き声をあげて、柵にしがみついた。

〈ワゥワゥ！　ヒーン‼　キュイーン‼〉

青木さんがいるあいだじゅう鳴きつづけ、立ち去ってからも、いつまでも入口のドアから目を離そうとしない。

〈もう一度会いたいよぉ！　戻ってきてくれよー‼〉・・・そんな顔をして。

はじめて見るホープのそんな一面に、佐野さんは胸を打たれた。

「ホープ、青木さんのこと、そんなに好きだったのね。お前がこんなにも人を愛せる子だったなんて…。知らなかったよ。私はまだまだだね」

絆をつくるには、まず心を通わせなくては。それには自分から愛情を示すことが大切。そのことを佐野さんが肌で感じた出来事だった。

それ以来、佐野さんのホープへの接し方が変わった。ブラシかけや歯磨きなどのグルーミング、犬舎のそうじ。そのほか必要な時間以外にも、合間をみてはせっせと犬舎に通いつめる毎日。ある日私は、ブラシを手にホープのもとへやってきた、佐野さんの姿を見かけた。

「私、ホープの相棒になったんだよ。だからお前のことは私が一番よくわかるようにならないとね。いろいろ話してみたいけど、お前はしゃべれないしなー」

ホープの体にブラシをかけながら、楽しそうにしゃべりつづけている。

「どう、気持ちいい?」

表情も口調もぐっとやさしくなっていた。ホープも目を細めて、おとなしく、されるがままになっている。ようやく佐野さんとホープのコンビづくりがスタートした。

〈この子のオレを見る目、なんやこれまでと違うなー。手のぬくもりも、あったかい… byホープ〉

## 一途コンビ誕生

佐野さんの愛情は、少しずつホープに届きはじめていた。

〈この人が、ボクのリーダー？〉

ホープがそう感じはじめた頃から、訓練も順調に進んでいった。ノーリード歩行でも、佐野さんに寄り添い颯爽と歩くホープの表情は、どこか誇らしげ。

とはいっても、ありあまる元気が持ち味のホープ。訓練中に興味のあるもの、たとえば若い女の子が目に入ったときなど、一目散に駆けていってしまう。

「ホープ、コイ！」

呼ばれると〈あ、そうだった〉と、バツの悪そうな顔をしてすごすご戻ってくる。

こんなところが以前とは違う。佐野さんをリーダーと認め、指示に従おうと、ホープなりに一生懸命努力しているのだ。

「絆、できてきたね」

「はい、この子、私をリーダーと認めてくれてからは、すごく応えてくれて。一途なんですね、ホープは」

「一途なのは、佐野さんも一緒だね」

私がそう言うと、佐野さんは照れくさそうに、にっこり微笑んだ。

こうして「一途コンビ」が誕生。半人前だったホープも熱きリーダーを得て、一人前のセラピードッグへの道を歩きはじめた。

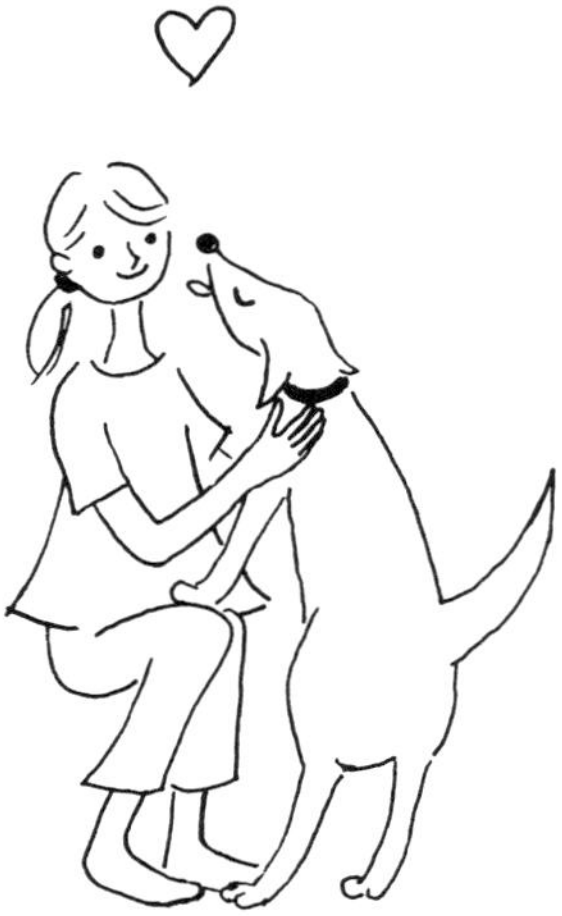

## 4. 失敗　～綿密な訓練はとても大切

いったん絆が結ばれてからは、急速に信頼関係を深めていった佐野さんとホープ。訓練をはじめて約半年後には、本格的に活動を開始することになった。初めてのドッグセラピーの訪問先は、大阪府豊中市の介護老人保健施設「やすらぎ」に決まり、私もつきそい役として同行した。

子どもじゃあるまいし！

施設内のミーティングルームに、参加者のお年寄りたちがやってきた。一人で歩いてくる人、車椅子の人など、身体機能は人それぞれ。共通しているのは、全員、軽い痴呆症状があらわれはじめているということ。

痴呆症の進行を止める治療法は、まだ見つかっていない。くい止めることが無理なら、せめて進行を遅らせたい、失われていく意欲に刺激を与えたいというのが、ここでのドッグセラピーの目的だ。

こうした施設で暮らすお年寄りたちの動きは、とてもゆっくりだ。入口に姿を見せてから、椅子のところへたどりつくまで——椅子に手をかけて、腰をおろすまで——オスワリをするホープに気づいて、おや、この犬はなんだろうと不思議そうな表情に変わるまで——。ゆったりとした時間が過ぎていく。

この日は五人一組のグループセラピー。ようやく全員が着席したところで、いよいよスタートだ。中央に置いた台の上にホープをオスワリさせて、まずは自己紹介。

「こんにちは。私の名前は佐野多賀子といいます。今日はワンちゃんを連れて遊びに来ました。よろしくお願いします」

緊張のためか、ちょっと笑顔がぎこちない。台の上のホープは、お尻をモゾモゾさせながらも、精一杯、オスワリの姿勢をキープしていた。

「この子はホープっていいます。さ、ホープ、みなさんにご挨拶しようね」

ホープが〈待ってました〉とばかりに元気に台から飛びおりて、佐野さんに連れられ一人一人の前まで進んだ。お年寄りたちの膝や手に、鼻先を近づけて、まずはホープ流のコンニチワ。

最初はいぶかしげだった人も、尻尾をフリフリ、愛嬌タップリのホープに、なごやかな視線をむけてくれる。頭や鼻先をなでたり、「可愛いねえ」と声をかけてくださったり。こうして一瞬のふれあいで心を通わせることができるのは、セラピードッグの無邪気さがあればこそ。人間同士の初対面では、なかなかこうはいかない。

最後にご挨拶をしたのは岡ハツ江さん。背筋をシャンと伸ばして静かに順番を待つ姿には、き然とした雰囲気がある。

「ホープっていいます」

佐野さんが、ご挨拶につづいて「一緒に遊びましょうね」と声をかけたそのとき。

「遊べって、子どもやあるまいし、よう遊ばんわ！」

ピシャリとそう言うと、そのままプイと横を向いてしまった。佐野さんのなにげない一言に、「子ども扱いされた」と反感を覚えてしまったらしい。

開始早々の手痛い拒絶に、顔をこわばらせて立ちすくむ佐野さん。ほかのお年寄りたちも、気まずいムードの行方を無言で見守っている。部屋はシーンとした空気に包まれた。

## 思い出してほしい、「ものをつくる楽しさ」

ホープはというと、所在なさげに佐野さんのまわりをウロウロと行ったり来たり。

〈次はなにする？　ボク、どうしたらいい？〉

と、しきりに佐野さんの顔を伺うが、返事はない。するべきことがわからなくなって、ホープも混乱しはじめていた。

そのとき佐野さんが、後ろに控えていた私に助けを求める視線をよこした。

（先に進めて）

目で合図を送ると、すこし気を取り直したように「今日は楽しいメニューを用意してきました。あとで参加してくださいね」と言って、セラピーに使う道具を取りに向かった。

「ホープ、アップ」

ようやく指示をもらえたホープは、いそいそと自分の持ち場である台の上にあがって、ふたたびチョコンとオスワリをした。

この日の最初のメニューは「名札づくり」。岡さんには、ホープの首に名札をかけて紐で結んでもらう役をお願いすることになっていた。


岡さんは長年、洋裁の先生として生計を立てながら、子どもたちを女手ひとつで育てあげてきた。八十歳を過ぎ、一人暮らしもままならなくなり、一年半ほど前にここへ入居した。娘さんの話では、しっかりもので陽気な母親だったという。ところが最近では口を開けば「こんなはずやなかった」とぼやいてばかり。さらに約束もしていないのに「今日は娘が来るんや」と玄関まで迎えに出るなど、痴呆の兆しがあらわれはじめていた。職員さんが入室すると「来なくていい」と怒ったり、叩くこともあるそうだ。

「痴呆が出はじめていること、薄々感じていらっしゃるようです。ご自分に誇りをもってきた人だから、そんな事実に耐えられず、イライラするんでしょうか…」

部屋にこもる時間が多くなり、身の回りのことをする気力も薄れつつあった。

痴呆症状の出ている人は、なにをするでもなく、ぼんやりと一日を過ごしがちだという。そんな毎日を繰り返すうちに、痴呆がさらに進行するという悪循環におちいりかねない。ささやかなことでもいいから、手を使ったり頭で考える機会をつくってあげることは、痴呆の進行を遅らせるうえで、とても大切だ。

紐を結ぶという動作を通して、ものをつくる楽しさを、思い出してもらえたら。そんな願いから選んだメニューが、名札づくりだった。

## 「しまった!」から得るもの

岡さんの隣に座ったのは、にこやかで明るい雰囲気の、七十代後半の江波正治さん。まず江波さんに名札を書いてもらい、それを岡さんが受け取り、ホープの首に結ぶという流れになる予定だ。

「名前は、なんやったかな?」

「ホープっていいます」

「そうそう、ホープや」

江波さんは楽しげに、サインペンで名札用のプレートに大きく「ホープ」と書くと、

「どうぞ」と隣の岡さんに、名札を差し出した。

ところが岡さんは見向きもしない。

「ほら、とってや」

さらに差し出されると、そっぽを向いたまま、ひとこと「いやや」とつぶやいた。

困る江波さんと意地になる岡さん。静まり返る部屋の空気…。このままではいけない、なにか合図を送ったほうがいいなと私が思ったそのとき、佐野さんがやおら江波さんから名札を受け取ると、自分で岡さんに渡そうとした。

「これ、ホープにかけてもらえますか?」

すると岡さんは両手をギュッと握りしめ、椅子の後ろにまわしてしまった。

(しまった、どうしよう⁉)

こわばった表情でふたたびSOSの視線を送ってきた佐野さんに、(あなたがホー

プの首にかけて）と身ぶりで伝えた。

「それじゃあ、今日は私がやりますね」

そう言うと、佐野さんは力なく自分の手で、ホープに名札をかけてやった。

それからも岡さんは機嫌をそこねたきり、セラピーに参加しようとしなかった。岡さんが作業をする順番になると、佐野さんの表情は目に見えて固くなる。その表情に呼応するかのように、ホープは自分の持ち場である台の上を離れて、不安げに佐野さんの足元にまとわりつく。

「ホープ、アップ」

こうなるといくら指示を出しても聞かない。主従関係に敏感な犬は、ドッグセラピストがその場をきちんと仕切れているかどうかをちゃんと見ている。リーダーの役割を果たせていないと、従う気持ちが失われてしまう。今の佐野さんはセラピー参加者に向きあう自信をなくし、ホープへの指示さえも弱気になっていた。

結局その日のドッグセラピーは、どこかぎくしゃくとして、楽しさや笑顔を誘うことのできないムードのまま終わってしまった。

ドッグセラピストと対象者とセラピードッグ。この三者がうまく調和できたときにはじめて、ドッグセラピーは楽しく活気にあふれ、意義あるものとなる。けれどどこかひとつでも噛み合わなければ、セラピー効果は引き出せない。この日、開始早々の岡さんの拒絶に萎縮してしまった佐野さんは、ホープとの連携にも支障をきたし、立ち直るきっかけも見失ってしまった。

セラピーの進行役であるドッグセラピストは、たくさんの経験や失敗を重ねながら三者の調和に気を配れるようになっていく。私もそうだった。

セラピーはこの日一日だけではなく、これからも同じメンバーで続けられていく。ハプニングを乗り越え、最後にはよかったと言えるセラピーをめざして、佐野さんには頑張ってほしい。そのためにできる限りのサポートを、私もしていこう。

「すみません」

佐野さんはすっかり肩を落としていた。かたわらでフセをしているホープは、重たい雰囲気を察してか、いつもよりもおとなしい。

「大山さんとアムロ君のドッグセラピーには、ほど遠くて…」

「人とくらべることなんかないのよ。佐野さんとホープならではのドッグセラピーがあるはずよ。そのことを大切にしながら一緒に考えてみよう。反省点から逃げずにね」

その日トレーニングセンターへ戻ってから、佐野さんを中心とした反省会を遅くまで行った。さらにそのあとも、先輩たちのセラピー風景のビデオを熱心に見続ける佐野さんの目には、これまでとは違う真剣さがあふれていた。

〈今日はサノちゃん、えらいションボリしてたなぁ。なんかオレにできることあったら、言うてほしい…。　byホープ〉

## 5. ホープと一緒に一人前に

### 訓練が自信を生んだ

あれから一週間。佐野さんは、私に食いつくように質問したり、ホープとの訓練でも、完璧にできるまで決して「ヨシ」の合図を出さなかった。指示する声はひときわ鋭く、成功したときには以前よりもはっきりした態度で誉め、ホープをギュッと抱き締める姿が印象的だった。

厳しさとやさしさのメリハリが、言葉だけでなく、心からできるようになっていた。

「こんにちは。佐野多賀子です。今日もよろしくお願いします」

先週よりも、ずっと自信にあふれた、力強い声だった。

「今日もホープと一緒です。今からみなさんにご挨拶しますので、声をかけてやってくださいね」

一人一人と挨拶をかわして、最後に岡さんの前までやってきた。

「こんにちは。この子はホープです。よろしくお願いします」

ハキハキしていて丁寧な挨拶だったが、岡さんは椅子の上でホープを避けるような素振りをみせ、押し黙ったままだ。そんな態度にも戸惑うことなく、佐野さんはすぐに次の作業にむかった。この日もいくつかのプログラムを用意していたが、最初の名札づくりは希望者にお願いすることになっていた。

「また、わしが書いたろか」

明るいムードメーカーの江波さんが、まっさきに名乗りをあげてくれた。江波さんが名札を書くあいだ、佐野さんは岡さんの足元にしゃがんで話しはじめた。

「いいお天気ですね」

「……」

「今日も参加していただいて、ありがとうございます」

「……」

無言の反応にもめげず、せっせと話しつづける佐野さん。かたわらのホープは、二人のやりとりを気にかけるように、首をかしげてじっとしている。

「お加減はいかがですか？」

「まあ、あんまし、ようないわ」

はじめて岡さんが言葉を返してくれた。

「そうですか。それじゃあ無理のないように、よかったら今日は楽しんでくださいね！」

ようやく返事をもらえて、佐野さんは嬉しそうだった。

## 元気のええ子やね

この日、岡さんに参加してもらうのは「お水あげ」。

手にしたお皿から犬がお水をゴクゴク飲むと、セラピードッグへの親しみを感じてもらいやすく、日常的な動作へのつながりも期待できる。

「岡さん、よろしかったら、ホープにお水をあげていただけますか?」

「……まあ、したってみてもええけど」

「いやいや」といった表情ながらも、拒否はしなかった。先週とはだいぶ違う。佐野さんの真摯《しんし》な態度が伝わっているようだ。

「ホープは岡さんが『いいよ』と言うまで待っていますので、準備ができたら『いいよ』って声をかけてあげてくださいね」

岡さんが、手にお皿を持った。ホープは岡さんとお皿を見比べながら、お水を飲める瞬間をじっと待っている。「いいよ」の言葉は、なかなかもらえない。〈いつ? まだ?〉。気がせくのかホープの体がソワソワしている。それでも足は、しっかりとその場に踏み止まっていた。訓練の成果が出て、ちゃんと待てるようになっている。

どのくらいの時間が過ぎただろうか。

「ホープ、いいよ」

よく響く声で、岡さんがそう告げた。ホープはパタパタと尻尾を振って歩み寄り、お皿に首をつっこんで、ゴクゴクお水を飲みほした。

「まあ、おいしそうに飲んで。よう待って、ええ子やなぁ」

岡さんの顔に笑みがこぼれた。

「ホープ、もう一回、あげようか」

そう言ったそのとき、喜び勇んだホープが元気よく、岡さんの膝に前足をかけた。

びっくりしたように体をそらす岡さん。

「ホープ、オイデ！」

佐野さんが、あわてて制止した。

「すみません。大丈夫ですか？」

気持ちがほぐれてきたとはいえ、さっきまで犬を避けるようにしていた岡さんだ。

いきなり乗りかかられたら、どうなることか……。

「ビックリしたけど、私は平気や。ほんま元気のええ子や」

岡さんはニコニコしながらホープの頭をなでた。厳しく制止され、しょげていたホープだったが、やさしくしてもらって静かに目を細めている。

「よしよし。ほーら、こんなおとなしくもできるんやねえ」

このとき岡さんには、本来の性格である「しっかりした陽気な母親」の顔が戻っていた。

トレーニングセンターに戻って、ミーティングが終わってからのことだった。

「私、先週の失敗のあと、猛反省したことがあるんです」

佐野さんの表情は、先週とはうって変わって晴れ晴れとしている。

「どんなこと？」

「あのー、今回のセラピーの対象者の方って、私なんかから見たら人生の大先輩ですよね。もっと敬意とか、礼儀を考えるべきだったって。セラピーの進行にばかりに気をとられて、きちんとした挨拶さえできていなかったんです。怒られるのも当たり前です。そのことは、これからも忘れちゃいけないって、自分に言い聞かせてます」

佐野さんが反省点をしっかりと見つめ、自分で答えをみつけてくれたことが、私は無性に嬉しかった。

「一週間で、ずいぶん学んだね」

「いえ、まだまだです」

恐縮したように首をすくめた佐野さんは、さらに言葉をつづけた。

「ホープにも助けられました。あれ以来厳しすぎるくらいの訓練してきたんですけど、よくついてきてくれて。一途に応えようとするホープの姿に、この子とならきっとやっていけるっていう、確信みたいなものが湧いてきたんです」

佐野さんの足元でフセをしているホープが、耳をそばだてていた。自分のことが話題になっているとわかっているのだ。

犬というパートナーは、愛情をかければかけるほど、応えてくれる。応えてくれると、私たちドッグセラピストも、いっそう頑張れる。一緒に成長していけるパートナーがいる。それがこの仕事の大きな魅力のひとつだ。

若くて仕事も人生もこれからの佐野さん、三歳を迎えてやっとセラピードッグへと成長できた遅咲きのホープ。ドッグセラピーという仕事を通して、お互いの絆を深め、それぞれが育っていってほしい。一途コンビのこれからが楽しみだ。

〈ムズカシイ話はもうオワリにして、はよサンポに連れてってくれよー！
byホープ〉

## 6. ドッグセラピーの効果いろいろ

### 「期待してます」に勇気づけられ

佐野さんとホープがドッグセラピーデビューを果たした「やすらぎ」は、介護が必要なお年寄りの入所やデイケアのサービスを行う施設。ここではおやつ作りや手芸、合唱、囲碁といったレクリエーションをはじめ、さまざまな作業療法を積極的に取り入れている。

「せっかくうちの施設にいっらしゃることになったんだから、少しでも楽しんでもらいたいんです」

作業療法士の加藤篤先生は、いつも笑顔を絶やさない明るい方だ。廊下でお年寄りとすれ違うたびに「お、田中さん、今日は顔色いいですね」「真鍋さん、このあいだの絵、上手いこと描けてましたね」とほがらかに声をかける。

加藤先生との出会いは今から五年ほど前。レクリエーションで一日訪問したときに、参加者の反応のよさに、とても喜んでくださった。そこで「定期的に訪問させていただくドッグセラピーもやっているんです」と詳しい説明をしたところ、

「いやぁ、今日の皆さんの顔、ほんとに楽しそうでした。長期間のセラピーだったら、もっといい効果が出そうですね。やってみましょう。期待してますよ！」

と心よく受け入れを決めてくださったのだ。

嬉しかった。最初からそんなふうに前向きに受け入れてくれるケースはめずらしい。「期待してます」のひとことに、とても勇気づけられた。以来「やすらぎ」では、一クール三ヶ月のグループセラピーを、参加メンバーをチェンジしながらつづけている。

## セラピー効果1「車椅子の老人が、立ち上がった」

「こんにちは！」

「……」

今回の参加者は痴呆症状の進んだ方が多い。そのせいか佐野さんの挨拶にも、反応があまりない。

この日の最初のメニューは「ボール投げ」。投げたボールを犬が追いかけ、くわえて戻るという単純な遊びだが、犬の一生懸命さが参加者のやる気を誘う人気のメニューだ。

「どなたかボールを投げていただけますか?」

佐野さんの呼びかけに、車椅子の男性が、黙ってスッと手をあげた。

「お、中根さん、挑戦しますか」

楽しげに声をかける加藤先生。

中根さんは七十八歳。二年前に骨折をしてから、ずっと車椅子生活だ。佐野さんからボールを受け取ると、大柄な中根さんは、車椅子の上から力いっぱい放った。力あまってワンバウンドしたボールが、床を勢いよく転がる。

するとそれまではおとなしかったホープが、うってかわった機敏さで一目散にボールを追った。そして素早くボールをくわえると、中根さんの膝に、静かにそっと置いた。元気さと、穏やかさ。その両方を上手に使い分けられるようになっているホープ。

パチパチパチ！　さっきまで無反応だった参加者たちから、拍手が起きた。ニコニコ微笑む老婦人や、「ほう」と手を叩くおじいさん。

中根さんは大きな手で、ゴシゴシとホープの頭をなでている。ホープは目をグリグリさせながら〈ねえ、ねえ、この人ちょっと力強すぎるよー〉と、訴えるように佐野さんを見つめている。

シュッ！　ふたたび中根さんがボールを投げた。

「おー、中根さん、力強い球ですね！　いやぁ、えらいもんや」

加藤さんが立ち上がって、驚きの声をあげた。

ボールは、部屋の天井に届きそうなくらい、高く弧を描いた。真剣な表情でボールの行方に目をこらし、落ちると同時に走り出すホープ。思いきりダッシュしたので、急には止まれずに、足をツルツルすべらせている。

それを見て、中根さんの隣に腰かけていた上品な老婦人が、笑い声をあげた。

「あらまぁ、転びそう！」

一見、ごく普通に見えるこの女性も、実は痴呆症状が進行している。

「陣内さんも、投げてみますか？」

佐野さんに促されると、ちょっと困ったような、照れたような表情を浮かべた。そのとき中根さんが、黙って陣内さんにボールを差し出した。それを見た加藤先生が、嬉しそうに言葉をかけた。

「中根さんもどうぞって言うてますよ。陣内さん、ぜひ投げてみてください」

「まあ、それじゃあ、やってみようかしら」

陣内さんは、遠慮がちに、けれども楽しそうにボールを投げた。そして上手にくわえて戻ったホープの頭や背中を、いつまでもなでていた。


セラピーの終了時間が近づき、ホープが一人一人にサヨウナラの挨拶に回ったときのこと。

中根さんへの挨拶を終えて、次の人に移ろうとしたホープを追うように、中根さんが車椅子から立ち上がった。そしてホープの頭に手をおくと、ゴシゴシとなで、満足したようにふたたび腰かけた。ほんの短い時間のことで、体は不安定にユラユラ揺れていたけれど、中根さんは車椅子から立ち上がった。たしかに自分の足で立っていた。

「いやぁ、びっくりしました。いつもは車椅子から立つことなんて、ないんですよ。それに、自分からなにかしようなんて気配は、ぜんぜんない方なんです。それがまっさきに手をあげて、ボール投げて。いやぁ、えらいもんや」

セラピー後のミーティングで、加藤先生は中根さんの変化にしきりに感心していた。

「普段より、ずっとやわらかい表情でしたしね。見慣れていないとわからないかもしれませんけど、いつもはもっと固い表情してはりますし。ぜんぜんちがいますよ」

中根さんが、となりの陣内さんにボールを渡したこと。あの行動も、他人に無関心な日頃の中根さんからは、考えられないという。

痴呆症状が進んでくると、内面の変化が表にあらわれにくくなる。心が固くなると、次第に表情も体も固くなっていってしまう。ドッグセラピーで心のマッサージをしてあげると、固かった心がすこしずつやわらかくなり、自然と体もほぐれてくる。やがて行動にも変化があらわれ、その結果がさまざまなリハビリ効果につながるのだ。

## セラピー効果2「はさみが使えたんだ」

「佐藤さんたら、はさみ、使えたんだ…」

兵庫県尼崎市の老人施設「らくらく苑」で、セラピードッグ「アクセル」の首にかけるための、名札づくりをしていたときのこと。いつも佐藤さんのお世話をしている女性が、驚きの声をあげた。

佐藤シズエさんは八十三歳。彼女の痴呆はかなり進行していて、自分で食事をすることも、トイレへ行くこともできなくなってから、もう二年以上がたっていた。そんな佐藤さんが、何度目かのドッグセラピーで、ぎこちないながらも、はさみで紐を切ることができたのだ。

「まー、はさみが使えるんじゃ、お箸だって、持てるかもね」

それからは食事のたびに「あのときアクセルくんの名札、上手につくれたわよね。お箸も使ってみましょうか?」と声をかけるようにしたという。すると佐藤さんは「ああ、あの犬」と嬉しそうにニッコリ微笑み、すこしずつ、箸やフォークが持てるようになっていった。

職員さんの目の前で、上手にはさみを使えたことで、「できない」人だった佐藤さんが「できる」人になった。

## セラピー効果3「この犬に服をつくってやりたい」

佐野さんとホープの一途コンビは、その後も定期的に「やすらぎ」を訪れていた。

あれから一年ほどが過ぎた晩秋のある日のことだった。

「もうじき寒くなるねえ」

セラピーの合間に声をかけたのは、あのドッグセラピー初日に、佐野さんに手厳しい拒否反応を示した岡さんだ。

「そうですね。岡さんも、お風邪をひかないように、気をつけてくださいね」

訪問を重ねるうちに、今では毎週のドッグセラピーを心待ちにしてくださっている。

「私は大丈夫さ。それよりホープのことが気になってね」

「ホープですか？」

名前を呼ばれて〈ボクの出番？〉と思ったのか、ホープがタッタカ岡さんの足元に走りよってきた。以前は少々やんちゃ過ぎるホープだったが、今ではこんな反応のよさがかえって魅力となっている。

「そうさ、この子はもう一人の子よりも、ちょっと毛が薄いようだからね」

もう一人の子というのは、アクセルのことだ。ここへはレクリエーションなどで何度か来ていた。ふさふさとした毛に覆われたゴールデン・レトリバーのアクセルにくらべると、ラブラドール・レトリバーのホープは、たしかに毛が薄い。

「私ね、ホープに服をつくってあげようかと思ってるんだよ」

「あらあ、岡さん、洋裁する気になったんですか。まあ、よかった」

職員さんが、嬉しそうに話しかけた。

若いときから、生計を立てるほど得意だった洋裁なのに、ここへ入居してからは、裁縫箱を開けることもなかったという。

「だって、可愛いんだもの。ねえ、ホープ」

ホープに呼びかけながらニッコリ微笑む岡さんこそ、本当にかわいらしい。

「岡さん、ホープ君が来るようになって、すっかり明るくなったものね。会えない日も、よく噂してるんですよ。今日はホープ君なにしてるだろう。元気かなって」

毎回、率先しておやつをあげてくれる岡さんは、ホープの記憶にもしっかりインプットされている。再会のたびに尻尾をブンブン振って走りより、膝に頭をのせて甘える。そんなホープになにかしてやりたいと、もともとの世話好きな性格がよみがえってきたのだろうか。

初めてのドッグセラピーでは、一途コンビに強烈な一撃を与えた岡さんが、今ではこんなにも暖かい愛情を示してくれている…。

迷い、悩みながらも成長していく佐野さんのそばには、いつでも元気一杯のホープがいた。そして訪問を待ちわびる岡さんの愛情に、ホープはいつも変わらず応えてきた。そんなホープを真ん中に、一年をかけてみんながゆっくり、大きく変わっていた。

# 第四章

# これから　～たくさんの課題、広がる夢

# 1. 「死を待つ犬」を救いたい！

## 年間二十九万頭の殺処分

今では多くの施設で、たくさんの人たちの心を元気づけているセラピードッグたち。「犬の癒す力」を必要とする人はまだまだ大勢いて、年々家庭犬の数も増えつづけている。現代社会ではこどもから大人までが多くのストレスをかかえていて、ペットに癒しを求めることも少なくない。

そんなペットブームの裏側で、保健所の動物管理センターで殺処分される犬の数も比例して増加している。一昨年は年間で約二十九万頭、しかも半数の十五万頭近い犬は、飼い主が直接保健所にもちこんでいるのだ。

もちこむ理由は、大半がとても身勝手なもの。「子犬のときはかわいかったけど」

「大きくなってお金がかかる」「言うことをきかないから」など、倫理観のかけらもないのが悲しい。

「かわいいから」「はやりの犬種だから」という安易な理由で、まるでぬいぐるみを買うように犬を購入し、都合が悪くなれば捨ててしまう。「命」がモノのように扱われている現実。このままでは、人や動物の命の重さがわからない人間がますますふえていくばかりなのでは?

保健所の檻のなかで、無抵抗にただ死を待つだけの犬。「人の命を救いたい」という想いで発足したレスキュー協会では、仕事の大切なパートナーでもある犬の命を救うことは当然の使命に感じられた。

そして今、またあらたな活動の第一歩が実を結ぼうとしている。

## 捨て犬マークの再出発

平成十二年十月。ゴールデンレトリバーの「マーク」が第二の人生をスタートさせることになった。一才三ヶ月のマークは、薄い茶色の瞳が透き通るようで、思わず引き込まれてしまいそうな魅力がある。普通ならまだまだやんちゃ盛りのころだが、七ヶ月の訓練を経てすでにセラピードッグの落ち着きも備えている。これから高槻市にある介護老人保健施設「ローズマリー」に引き取られ、入居しているお年寄りの心と体のケアをしながら一生ここで暮らしてゆくことになった。

実はマークは、生後八ヶ月で飼い主から手放された元「捨て犬」。家庭の事情で愛犬を飼い続けることができなくなった方から、できることならセラピードッグとして育ててほしいという申し出があったのだ。

ひとつの命を預かる責任はとても重い。それまではトレーナーの数がたりないこともあり、一般の方からの引き取りはしていなかった。でもこのまま里親が見つからなかったら、マークは保健所行きになってしまう。

「もしここで小さな命を救うことができれば、もっとたくさんの犬の命を救うことへ、つなげることができるかもしれない」という漠然とした想いが浮かんだ。またひとつ扉がひらき、目の前の小道が将来大きく広がってゆく予感がした。ずっと気がかりだった捨て犬の問題に、一石を投じることができるかもしれない！

くりくりの瞳で人の心を惹きつけるマーク。まだ落ち着きには欠けていたものの、好奇心旺盛の性格で訓練をのりきってくれると判断。協会でも初の試みとして、捨て犬を引き取りセラピードッグへ育成してゆくことになった。

突然の飼い主との別れに、マークは戸惑い傷ついていた。私は不安げにつながれていたマークを引き寄せて言った。

「こんにちは、マーク。今は辛いかもしれないけど、マークはもっともっとたくさんの人たちに愛されるようになるよ。だからその日に向けて一緒に頑張ってくれる？」

マークはクンとも鳴かず、じっと私を見つめている。そのまっすぐな薄茶の瞳は、将来きっと多くの人の心に届くはず。

ちょうど、トレーナーになったばかりの横井香臣《かおみ》さんがパートナーを組むことになった。彼女の愛情深く熱心な指導の甲斐もあり、七ヶ月後、マークは見事にセラピードッグの認定基準をクリアした。立派に、お仕事をこなす犬に生まれ変わったのだ。

## 死をまぬがれて、あたらしい場所で幸せに

現在、大阪府高槻市の介護老人保健施設「ローズマリー」でマークはしっかり自分の役目を果たしている。日課の「ふれあいタイム」では、大勢のお年寄りに囲まれても決して慌てたり吠えたりしない。〈この人たちはボクを可愛がってくれる人〉だと、ちゃんとわかっているから。横井さんとの七ヶ月間の訓練のなかで、マークには人への愛情や信頼が育まれていた。服従などの訓練成果も自然に発揮できている。

マークのまわりにはいつもたくさんのやさしい笑顔があふれている。どの方も、本当に嬉しそうに餌をあたえたり頭をなでたりしてくれて、マークもとっても幸せそう。また施設の職員の方々にも、とてもかわいがってもらっている。

施設長の岡田みどりさんによると、マークが来てから入居者の方の笑顔がとても多くなったという。

「ある高齢者の方がおっしゃったんです。マークはここの宝物だねって…」

もしもあのまま、あたらしい飼い主が見つからなかったら、私たちが引き取らなか

ったら、マークの命はどうなっていたのだろう。

けれども厳しい訓練にも一生懸命取り組んで、今では「ローズマリー」の人たちに喜ばれ、愛される犬になった。マークは幸せに暮らせる場所を見つけることができたのだ。

この活動はもっともっと広げられるのでは？　一頭でも多くの捨て犬が殺されることなく、セラピードッグとして第二の人生を歩めるような道しるべを作りたい。たくさんの人に「必要とされ」「愛される」人生を送れるように。マークはその第一号になった。

「出会い」や「きっかけ」により、犬も人もいつでも生まれ変わることができる！

※マークの世話やドッグセラピーに関する仕事は、ジャパンドッグアカデミーで学び、昨年「ローズマリー」に介護スタッフとして就職した福田さんが担当している。

## ◇セラピードッグハウス

平成十五年九月に、兵庫県伊丹市に「セラピードッグメディカルセンター」が完成する予定だ。一番の目的は殺処分を待つ捨て犬を引き取り、セラピードッグとして育成すること。訓練期間は三ヶ月とし、まずは年間四十頭の命を救うことを目標としている。そして、育成したセラピードッグは福祉施設に無償で受け渡す。ここには、捨て犬たちの病気を治す医療施設も併設される。

セラピードッグメディカルセンターでは多くの一般の方に参加してもらえるさまざまなプログラムを考えている。捨て犬の問題ももともとは人間の心の問題。「人の心を救いたい」という想いでセラピーを続けてきたが、今までは介護施設や養護園・学校など活動範囲も限られていた。もっと子どもから大人まで、一人でも多くの人が「小さな命の尊さ」について学び、「心の問題」を考えられるような場を提供してゆきたい。

## 2. 広がってゆく活動

### これからのこと

私と夫の他にスタッフ一名、犬五頭で始めたレスキュー協会の活動。はじめのうちは将来のことまで考える余裕はまったくなかった。あっちこっちにぶつかりながら、目の前に次々あらわれる扉を開いていくことに精一杯。自分たちだけで乗りきれないときは、知らず知らずのうちにアムロたちに引っ張ってもらっていった。そして出会った方たちのたくさんの笑顔に助けられて。

ふと気がついたら、あとにつづく後輩たちを教える立場になっていた。ミーティングでは、後輩たちの足りない部分を、ときには厳しく指摘もする。以前の私は人前でなにかをしゃべるなんて、とても考えられなかった。震災以来生まれた「この仕事で頑張っていきたい」という強い想いが、自分のなかから、未知なる力を引っぱりだしてくれたのかもしれない。

スタートは小さな道だったのに、扉を開くごとに道幅が広くなり、さらに枝分かれもしていった。協会の設立から八年、今では「ジャパンドッグアカデミー」の開校に続き「セラピードッグメディカルセンター」を建設中。スタッフや受講生の数は年々増加、必要な予算もどんどん大きくなっている。「世界精神医学会」など各種の学会でセラピードッグの「効果検証報告」が取りあげられるなど、医学的な注目度も高い。協会でも、医療現場へはこれからもっと積極的に参加していきたいと思っている。設立当初には思いもよらなかった活動範囲の広がりに、あらためて強い責任を感じる。周囲の環境や評価が、大きく変化しているのだ。ただ自分のなかでは、ひとつひとつの問題点や疑問をクリアにしていった結果、自然な流れでここまで来たと感じている。今も、遠い先のことをあれこれ考えるより目の前にある時間や出会いを一番大切にしている。

## 新たな出会いと課題

現在私とアムロが担当している訪問先に、自閉症や知的障害を抱える人たちが暮らす「赤穂精華園」という施設がある。周囲の人々や状況と関わりを持つことが困難な人に、基本的な生活習慣と、最終的には社会への適応能力を身につけてもらうことを目的とした施設だ。昨年から、ここで生活する子どもたちを対象にドッグセラピーが取り入れられることになった。

これまで人に対してはなかなか心を開くことができない人たちに、ドッグセラピーは一定の効果を出してきた。「長田こどもホーム」の愛子ちゃんや「やすらぎ」の後藤さん…。ほかにもたくさんの人たちが、「犬の純粋さ」に触れることで、ゆっくり心を溶かしていってくれた。

けれども、重度の自閉症を抱える子どもの場合は、「犬を犬として認識する」ことすらむずかしい場合がある。生き物というより、なにやら動くものくらいの感覚で、犬に対しての意識や興味がわかないのだ。

実際セラピーが始まっても、ほとんどの子は無表情のまま。目の前にいるアムロのことが視界に入ってこない様子だ。〈子どもたちと遊べる！〉と期待してきたアムロだが、なかなか遊んでもらえず、戸惑い気味に私のまわりを歩き回っている。自閉傾向の子どもたちが抱える厳しい状況について、あらためて考えさせられた。どうしたら少しでもこの子たちの心に触れることができるのだろう？

セラピーが終わってから、施設のまわりをアムロと歩いてみた。この施設は、広い空とゆるやかな山々に囲まれた素晴らしい環境にある。そんな自然たっぷりの場所でのお散歩に、アムロは先ほどとはうってかわって大喜び！　めずらしくリードをぐいぐいひっぱっていく。少し気持ちがふさいでた私も、たくさんの緑と無邪気なアムロのお陰でだんだんやる気があふれてきた。

「アムロ、こんなに自然がいっぱいの場所に来ることができてよかったね。私たちが今ここにいることにも、きっとなにか意味があるんだね！」

〈ワウ！〉タイミングよく、相づちがかえってくる。

この仕事をしていなかったら決して出会うことのなかった子どもたち。これまでもひとつひとつの出会いが私たちを育ててくれた。今の、この出会いも大切にしたいとあらためて思えた。

ドッグセラピーを導入してくださった施設の方たちの期待にも応えていきたい。事務所に戻ったら、新たなアプローチ法を考えてみよう。セラピードッグが自閉傾向のすべての子どもに有効でなくても、例えば十人に一人は効果がでるかもしれない。「心のどこか」にふれることができれば、道が開けてくるはず。そして、その先にはきっと新しいしいつながりが広がってゆくだろう。

澄んだ、きれいな空気を思い切り吸って深呼吸してみた。新鮮な風がからだの中に吹きこんできた。

## 3. ドッグセラピーは「スローセラピー」

### 〈イヌの時間〉1 瞬間を生きる

セラピードッグと仕事を始めるようになってから、「今、この瞬間」を大事に生きることの大切さを教えてもらった。

私自身「一瞬一瞬の時の重さ」について、震災以後ずいぶん意識するようになっていた。どんなに先のことまで考えていても、人生では突然目の前の状況が激変してしまうことがある、と身をもって体験したからだ。

瞬間を生きることに関しては、犬のほうがずっと自然体。いつも目の前の時間を楽しむことに夢中で、過去や未来に関してもくよくよ思い悩んだりしない。とくに愛情や訓練をきちんとうけているセラピードッグは、気持ちの浮き沈みが少なく、前向きな性格。訓練やセラピープログラムが同じことの繰り返しでも、〈ボク、上手にできたよ！〉〈一緒に楽しもうよ！〉と、毎回与えられた時間を生き生きと過ごしてくれる。純粋に楽しそうなセラピードッグの様子は言葉よりなにより、人の気持ちに訴えかける。

「やすらぎ」で作業療法士をつとめる加藤先生によれば、痴呆が進んだ方には「今」を楽しく笑ってもらうことがなにより大切だという。

「痴呆のお年寄りは、ついさっきあったことも忘れてしまうことがあるんです。直前のことでも忘れてしまうんやったら、瞬間瞬間を楽しく過ごすことが、そのままダイレクトに人生の豊かさにつながる。今を笑って過ごしてもらうのがとても大切なんです」

「自然体で、瞬間を楽しく生きている犬やから、お年寄りのこころにもスッとはいってけるんでしょうね。僕ら人間ではなかなか、ああはいきませんわ」

犬の生きている時間は、人間の赤ちゃんと似ているのかもしれない。無邪気に今を楽しむ様子を見ていると、自然と心がなごんでくる。そして「今、この時を楽しむって素敵なことだな」と素直に思わせてくれる。

今、自分の生きている瞬間を大切にすることは、痴呆のお年寄りに限らず、すべての人に必要なことだと思う。人は時間に追われたり、過去や未来のことばかり考えすぎて「今」の大切さを見失ってしまいがち。そんなとき、たまに犬のペースに合わせてみると、思わぬ発見があったり気持ちがリフレッシュしたりする。人が「イヌの時間」に寄り添ってみると、あらためて気づかされることはいろいろあるかもしれない。

もうひとつ私が感じたのは、「犬はあせらず、待ってくれる」ということだ。

## 〈イヌの時間〉2　あせらず、待ってくれる

ドッグセラピーの現場では、通常の社会生活とは少し違う時間の流れがある。たとえばお年寄りを対象にしたときのセラピー。体を自由に動かせない方もいるので、全員が席に着いてもらうまでに、とても長い時間がかかることがある。セラピーが始まってからも、「名札づくり」や「ボール投げ」といった一連の動作が、ゆっく

りゆっくり進んでいく。スピードや効率が優先される社会とは、まったく異なる時間が流れる空間。初めてその場に居合わせたら、「時間の感覚の違い」に戸惑ってしまうかもしれない。けれどもセラピードッグは、そんなときも決してイライラしたり、せかしたりすることがない。

対象者の方が、リハビリをかねてボールを投げようとするとき。震える手からボールが放り投げられるまで、時間はゆっくりと過ぎてゆく。その間、セラピードッグはじっとボールを見つめながら、前足をふんばって待っている。〈早くして!〉というより、〈スタンバイできてるよ!〉といったふうで、お年寄りをあせらせるような素振りはまったくない。〈上手にキャッチしてみせるんだ〉〈ボールを取れたらこの人にほめてもらえるぞ〉という気持ちの方が強く、待たされることは気にしていない。むしろ、ボールが投げられる瞬間を今か今かと、楽しみに待っている。だから対象者の方は、「せかされている」というプレッシャーを感じることなく、自分のペースで体を動かすことが出来る。

こんなふうにセラピードッグは、リラックスした雰囲気をいつも自然に作り出してくれる。「長田こどもホーム」の愛子ちゃんのときにも、アムロの自然体にたすけてもらった。愛子ちゃんに対して「遊ぶこと」を強制しないし、せかしたりもしないで、そのうえ自分は楽しそうに遊んでいる。そんなアムロの無邪気な姿に、愛子ちゃんも少しずつ、ゆっくりと心を開いていってくれた。本人から「遊びたい」と近づいてくるまで、アムロはごく自然に待っていたのだ。

今の世の中では「早く」という考え方が強すぎる。人は相手のことを想うあまり、つい「早くこうなってほしい」とあせったり、「もっとできるはず」と多くのことを要求してしまう。

ドッグセラピーは「スローセラピー」。これからも対象者の方のペースに合わせ、「ゆっくりと時間をかけること」を大事にしてゆきたい。

## みんながゆっくりつながっていく

今までセラピードッグの賢さ、愛らしさに助けられて、たくさんの人たちとつながってきた。

ドッグセラピーを行なっていると、周囲の人たちとすごく一体感を感じるときがある。お年寄りとその家族の方たち、施設の職員さんや私達セラピスト…セラピードッグを真ん中に一人一人が心から楽しそうな笑顔を浮かべているとき、自然とみんながつながっている。ドッグセラピーでは、犬が間にいてくれることで「人と犬」の交流だけでなく「人と人」の心の交流まで広がってゆく。

「セラピードッグが来るようになってから、入居者の人たちとの関係がよくなりました」

そうおっしゃってくださる職員さんも多い。セラピードッグは対象者の方の新たな一面を、自然に引きだしてくれることがある。

「え、この人、こんな顔で笑うんだ」「佐藤さんて、はさみ使えたの⁉」

いつも怒ってばかりだった男性が、犬の名前を呼びながら顔をくしゃくしゃにして笑ったり、身のまわりのことは何もできないと思われていた人が、犬の名札をつくるために一生懸命はさみを使ったり…心を動かされる瞬間が何度もあるという。思わぬ別の一面を知ることで、職員さんはその人にあらたな親しみを感じてくれるようになる。

ある施設では、口を動かすことが不自由な七十代の男性が、ストレスから物を投げたりしていつも不機嫌な様子だった。言葉をうまく発することができないもどかしさから、他の入居者の方に対しても心を閉ざしていた。けれどもアムロには初めて会ったときから心を開いてくださった。頭や背中を何度も愛おしそうになでて、「かわいいねえ」というふうにニコニコ顔で周囲の人を見回している。「風船バレー」を成功させてみんなから拍手を受けたときは、ちょっと照れくさそうな、けれどもとてもいい表情をしてくれた。それ以後少しずつだが、周りの人たちとの関係も変わっているそうだ。

団体生活のなかで個性は埋もれがち。本当は誰だってもっているはずの人間的な魅力を、セラピードッグはするっと自然に引き出す。すると、そこにぬくもりのある人間関係が生まれ、みんなが「ゆっくり」つながっていく。

この先「セラピードッグメディカルセンター」を拠点に、もっとたくさんの人たちとつながってゆきたい。人間関係が希薄な社会では「つながること」は気を遣い、時間のかかる面倒なものになりつつある。けれども時間をかけてはじめて見えてくる大切なものはたくさんあるはず。セラピードッグと触れあうと、見失っていた大切なものが目の前にスッとすくいだされるときがある。
そんな「スロー」な時間を一人でも多くの人と共有してゆきたい。

## 「命のぬくもり」を伝えるために

セラピードッグメディカルセンターの完成により、また一歩、大きく前進できそうだ。これまでは私たちがセラピードッグを連れて施設や学校を訪問してきたが、準備や移動に多くの時間がかかるので訪問できる数に限りがあった。訪問活動とは別に、受け入れ体勢の整った拠点ができれば、いつでも希望者を迎えられるし、個人の方たちにもドッグセラピーを受けてもらえる。

セラピードッグメディカルセンターは、セラピードッグと触れあうことで「命のぬくもり」を感じてもらえる場にしたい。心に問題をかかえた子供のためには、情操教育を目的とした「ドッグセラピープログラム」を実施する予定だ。また今まで数多くの施設を訪問した経験や、ジャパンドッグアカデミーの心理学カリキュラムを生かして、大人のためのセミナーも開いてゆきたい。

もちろんドッグセラピーが万能で、誰にでも効果がでるものというわけではない。犬に対して恐怖心をもつ人もいるし、ほかのセラピーのほうが有効な場合もたくさんある。馬やイルカと触れあうセラピー、動物が苦手なひとだったら植物を育てたり絵を描くことでも癒される。それぞれの人にあっていることが一番大切で、ドッグセラピーもその選択肢のひとつになれば、と思う。

心にぬくもりが足らなくなったときや、ふとセラピードッグに会いたくなったとき。いつでも誰でも、気軽に立ち寄ってもらえる場にしてゆきたい。そして、そこでたくさんのかけがいのない「命」と触れあうことで、自然に心にこみ上げてくる「あたたかな気持ち」を多くの人に感じてもらいたい。そんな小さな気持ちの積み重ねが、やがては「命を尊ぶ」流れにつながってゆくと思うから。


「犬は、きっと人の役に立つことができる」という一心で活動をつづけるうちに、今ではたくさんの人たちがドッグセラピーを心待ちにしてくれるようになった。依頼件数、訪問件数ともに年々増加し、ドッグセラピーへの期待が高まっていることをひしひしと感じている。

最初の頃とずいぶん変わったように感じることもあるけれど、ドッグセラピストとしての自分の気持ちは、少しも変わっていない。目の前には私たちが来るのを楽しみにしてくれる人。そしてセラピードッグはみんなの真ん中にいて、ゆさゆさと尻尾をふっている。「ああしよう」「こうしよう」なんて気負いはいっさいなく、ただちょこんとそこにいてくれる。そんなセラピードッグがいてくれたから、私も変わらずにいられた。犬の純粋さが、常に私を初心に引き戻してくれた。

これからも足元を見失うことなく、一歩一歩「ゆっくり丁寧に」道を進んで行きたい。笑顔の輪を広げてくれるセラピードッグと一緒に。

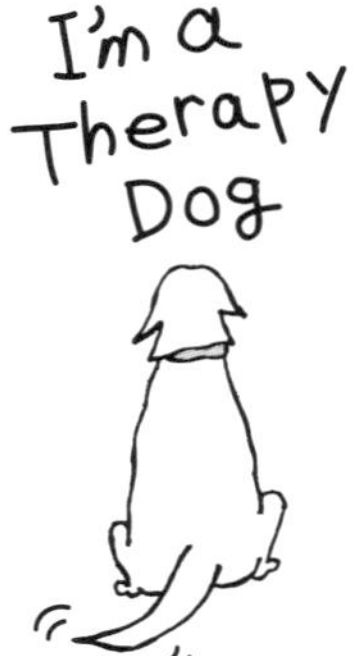
I'm a Therapy Dog

プライバシー保護のため、セラピー対象者をはじめ
一部のお名前が仮名であることをお断り致します。

# 謝　辞

まず最初に、平成七年十二月、あしなが育英会主催のクリスマス会に参加してくれた子どもたちに感謝します。みなさんの笑顔がセラピードッグとドッグセラピーの、すべてのはじまりでした。

それ以来ドッグセラピーを受けていただいた、福祉施設のご利用者のみなさまに感謝いたします。ドッグセラピー中にみなさまから教わることも多く、そのひとつひとつが現在のドッグセラピーの土台となりました。加えて、こころよくセラピードッグを受け入れてくださった福祉施設職員の方々にも感謝申し上げます。ドッグセラピーは福祉施設職員のみなさまとの共同作業です。みなさまのご協力がなければドッグセラピーは成り立たなかったでしょう。

またドッグセラピーの効果検証にご貢献いただいた方々にも感謝申し上げます

す。とくに渥美公秀氏（大阪大学大学院人間科学研究科助教授）、小椋脩氏（曽野医院理学療法士・言語療法士）、林克英氏（あいの病院理事長・院長）、元村直靖氏（大阪教育大学健康科学講座教授）、矢木崇善氏（介護老人保健施設アロンティアクラブ理事長・医学博士）、加藤篤氏（作業療法士）、佐藤優氏（介護老人保健施設ローズマリー理学療法士）、西村健氏（甲子園大学人間科学部部長）、鈴木英鷹氏（大阪体育大学短期大学部教授）、北畑英樹氏（社会福祉法人英芳会理事長・医学博士）、長谷川和夫氏（聖マリアンナ医科大学理事長）、山崎晃資氏（東海大学教育研究所教授・東海大学付属相模中学校／高等学校校長）、本間昭氏（東京都老人総合研究所精神医学研究部長）の諸先生方、そして兵庫県社会福祉事業団の方々からのご指導、ご助言によって、ドッグセラピー・プログラムはより完成されたものになりました。

とびら社の堀江利香さん、丁寧なお仕事ありがとうございました。素敵な本になりました。

最後に「アムロ」、本当にありがとう。君がいなければ、私たちのドッグセラピーは誕生していなかったでしょう。これからもよろしくね。

## 募金に関するお願い

セラピードッグおよびレスキュードッグの活動へのご支援をよろしくお願いいたします。

○郵便局からお振込の場合（払込用紙にお名前・ご住所・電話番号を明記してください）

加入者名　ＮＰＯ法人日本レスキュー協会

口座番号　００９３０―２―２２９０１

（二枚目通信欄に「育成資金」または「セラピードッグハウス建設基金」とお書きください）

○銀行からお振込の場合（お手数ですがお名前・ご住所・電話番号を別途ご連絡ください）

口座名　日本レスキュー協会セラピードッグハウス建設基金

口座番号　りそな銀行豊中支店　普通４２７７８６６

（セラピードッグハウス建設基金は一口千円からお願いいたします）

## 賛助会員を募集しています

賛助会員とは協会の活動を応援していただくスポンサーのことです（平成十四年十二月現在　会員数二、一二四名）。広報誌の発行（年四回）、お年賀状や季節のお便りをお送りしています。前述の郵便局振替口座でお申し込みください。

（二枚目通信欄に「賛助会員」とお書きのうえ、年会費三千円をお振込ください）

## ジャパンドッグアカデミーに関するお問い合わせ、資料請求

ジャパンドッグアカデミー事務局
〒664-0833 兵庫県伊丹市下河原三-五-八
TEL 072(772)4900
mailアドレス info@japan-rescue.com

## セラピードッグ、レスキュードッグに関するお問い合わせ

日本レスキュー協会本部
〒560-0021 大阪府豊中市本町五ノ一ノ一 教育センタービル
TEL 06(6852)4900 FAX 06(6852)4950
URL http://www.japan-rescue.com
mailアドレス info@japan-rescue.com

HPで犬たちの活動を紹介していますので、ぜひご覧ください。

〈これまでにドッグセラピーで訪問した施設〉

●長期訪問先

| | |
|---|---|
| 平成９年３月～平成13年８月 | 老人保健施設「アロンティアクラブ」 大阪府大阪市 |
| 平成９年５月～平成10年３月 | 身体障害者療護施設「阪神自立の家」 兵庫県宝塚市 |
| 平成10年３月～平成11年２月 | 老人保健施設「アルカディア」 兵庫県三田市 |
| 平成10年５月～平成11年７月 | 「六甲病院」 兵庫県神戸市 |
| 平成11年３月～7月 | 介護老人保健施設「ローズマリー」 大阪府高槻市 |
| 平成11年４月～平成12年11月 | 「長田こどもホーム」 兵庫県神戸市 |
| 平成11年４月～平成12年８月 | 介護老人保健施設「コスモス苑」 兵庫県神戸市 |
| 平成13年１月～８月 | 特別養護老人ホーム「サンローズオオサカ」 大阪府大阪市 |
| 平成13年６月～10月 | 老人保健施設「シルバーステイあじさい」 兵庫県神戸市 |
| 平成13年６月～平成14年２月 | 「七山病院」 大阪府泉南郡 |
| 平成12年４月～ | 知的障害児通園施設「神戸市立のばら学園」 兵庫県神戸市 |
| 平成12年３月～ | 身体障害者療護施設「四天王寺悲田　富田林苑」 大阪府富田林市 |
| 平成12年６月～ | 介護老人保健施設「やすらぎ」 大阪府豊中市 |
| 平成13年６月～ | 児童養護施設「博愛社」 大阪府大阪市 |
| 平成13年６月～ | 特別養護老人ホーム「万寿の家」 兵庫県神戸市 |
| 平成13年７月～ | 特別養護老人ホーム「らくらく苑」 兵庫県尼崎市 |
| 平成13年９月～ | 特別養護老人ホーム「丹寿荘」 兵庫県氷上郡 |
| 平成13年11月～ | 救護施設「のぞみの家」 兵庫県神戸市 |
| 平成13年11月～平成14年７月 | 介護老人保健施設「アトレーユうおざき」 兵庫県神戸市 |
| 平成14年２月～ | 特別養護老人ホーム「白寿苑」 大阪府大阪市 |
| 平成14年７月～ | 特別養護老人ホーム「永寿」 大阪府大阪市 |
| 平成14年７月～9月 | 知的障害児・者施設「赤穂精華園」 兵庫県赤穂市 |
| 平成14年10月～ | 介護老人保健施設「老健ふじさか」 大阪府枚方市 |
| 平成15年１月～ | 特別養護老人ホーム「長吉」 大阪府大阪市 |

●その他これまでに、保育園、幼稚園、小・中学校、高校、大学、病院、老人ホームなど約200件の施設にレクリエーションなどで一日訪問しています。

**大山ひとみ：**1971年　大阪府豊中市生まれ。
1995年　日本レスキュー協会の設立とともにセラピードッグの育成に携わる。
現在、ドッグセラピー・プログラムの開発や後進の指導などドッグセラピスト／スーパーバイザーとして活動中。
2000年　㈳京都社会福祉協力会・家族療法課程修了、2001年　関西カウンセリングセンター・インターン実習コース修了、現在、佛教大学社会学部社会福祉学科在学。
【所属学会】日本カウンセリング学会、日本家族研究・家族療法学会、日本描画テスト・描画療法学会、日本ポーテージ協会

**ぼくはセラピードッグ**　笑顔の輪をひろげる犬たち

2003年7月17日初版第１刷発行

著　者　大山ひとみ
発行者　堀江洪
発行所　有限会社とびら社
東京都大田区田園調布2-11-2　〒145-0071
Tel.03-3722-4721 (Faxも)
発売所　株式会社新曜社
東京都千代田区神田神保町2-10 多田ビル　〒101-0051
03-3264-4973　Fax.03(3239)2958
印刷所　神谷印刷株式会社
製本所　難波製本
装　丁　大竹教久(Jam Graph.Inc.)
イラスト　原亜紀

 ISBN4-7885-0862-1